脳が語る

高齢者ケアのこころ

パラメディカル・ケアハンドブック

齋藤誠司＝著

二十年以上の闘病生活のなかで、いのちをもって生きる道を諭してくれた父と、
優しく強いこころをもって家族を支え続けてくれた母に深く深く感謝し、本書を捧げる。

はじめに

昨今、社会情勢の変遷に伴い、種々の問題を抱える中で私たち日本人は自身の意識やこころのあり方を問われることが多くなってきました。しかし、めまぐるしい情報化社会は、私たちがそのことを考え、家庭で話し合ったり学校で教育されたり、あるいは生活の中で体験する機会や時間をいやがうえにも奪っています。また、人間の欲求には際限がなく、自由で平和な社会に慣らされた私たちは、勝手都合の権利の主張はしますが、同時にある義務を見ようとしません。このため、自分たちの意識のあり方や価値観のあり方を改めて考えたことがありません。

作家で宗教家の瀬戸内寂聴氏は、『寂庵説法』の中で「世界を旅してみて、私は日本人ほど、物質文明の満ちみちた、豊かで贅沢な国はないのではないかと思いました。それほど、庶民はあり余る物に囲まれて暮らしています。そのくせ、日本人ほど、人びとの心が貧しくけわしい国もまたないのではないかと、外国から帰るたびに私は思うのです」と書かれていますが、物が豊かで心が貧しいと言われても、「そうかしら」くらいのものです。

身の回りの出来事に気を配り、自分のことをどうするかを考えていれば何とかなるものであり、実際、見かけ上は何とかなってきた事実もあります。物質的豊かさに意識が傾倒し、形骸からくる喜びに生きがいを見出す経済優先の社会のあり方にまったく違和感がありません。

しかし現在、経済立国であった日本はその発展の限界を知らされつつあります。不況や失業からくる存在不安、高齢化社会に向かっての問題や世相に映される事件事故など社会ストレスが多い中、どこに生きる希望や喜びを見出していけばいいのか分からなくなりつつあります。

私たちは誰しも自分なりに幸せを感じ、より良く生きたいと思うものです。そして、その気持ちのあり方が行動となり集団となり、社会をつくり上げてきました。このことはすなわち、私たちの意識や価値観が、これからの未来をつくり上げることを意味します。幸せの感じ方、その価値観、意識のあり方はいかなるものなのか。物で幸せを感じることに傾倒しすぎていないか。経済的発展による物の豊かさによって感じる欲望達成感を生きがいとして、いつまでも生きていけるでしょうか。誰もがいずれ年をとり種々の限界を知らされることが多くなりますし、いつまでも物を獲得できるわけでもありません。物には限界があります。物を求めることは悪ではありませんし、私たち人間の繁栄を支えてきたのも物への欲望があればこそです。しかし、物の限界と本当の豊かさの真理が課題となりつつある今、こころの豊かさこそ無限であり、人間の本質であることをあらためて悟るべきではないでしょうか。

本書では高齢化社会の中にある生き方というテーマに沿って、こころや知性のあり方を機能的、解剖学的、生理学的、生物学的、社会学的あるいは医療福祉の立場から見つめなおし、自分たちの意識とこころのあり方の今とこれからを考えてみたいと思います。

〈脳が語る〉高齢者ケアのこころ◉目次

第五章　高齢者医療の実際と問題点

第一章
こころ

図1　生活の成立

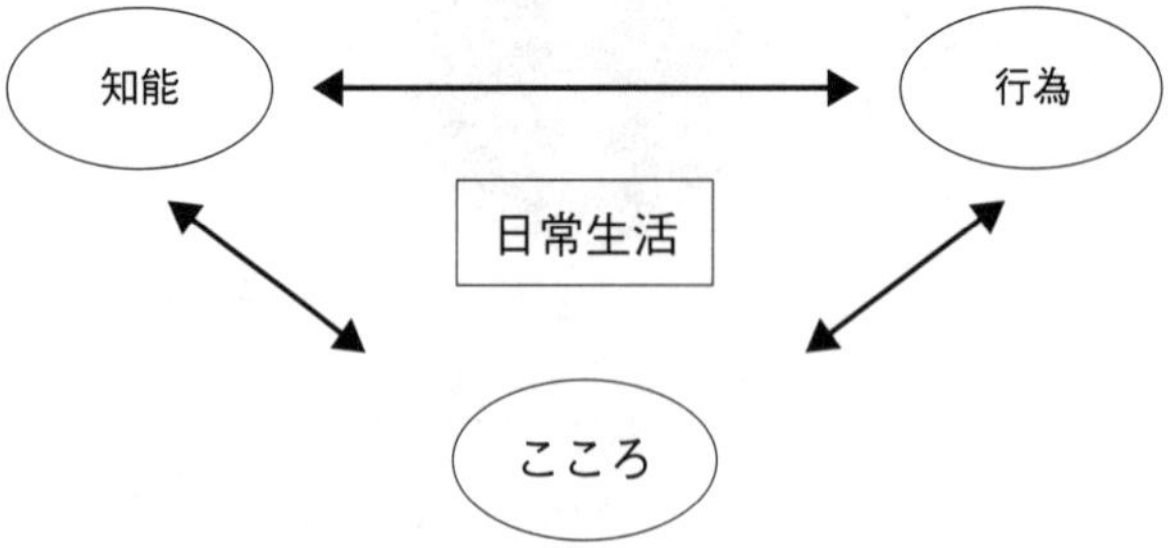

私たち人間は、精神活動とその結果、表に出てくる手足体の身体活動で生活を送っています。これを大まかな要素で考えると、図1のように精神活動を為す**こころ**と**知能**、そしてそこから生まれる身体活動としての**行為**となります。これらの要素は互いに依存していて、行為が知能を育て、行為と知能の働きでこころが育まれます。また、育まれたこころは次なる知能の獲得と行為の原動力となります。こころと知能と行為の成立はお互いに依存しており、互いに育み獲得されていくのです。当然、脳の働きにはこの各々の要素にあたる機能がありますが、神経細胞は単独で働くわけではなく、無数の細胞がネットワークを形成しながら

図2　人の精神活動

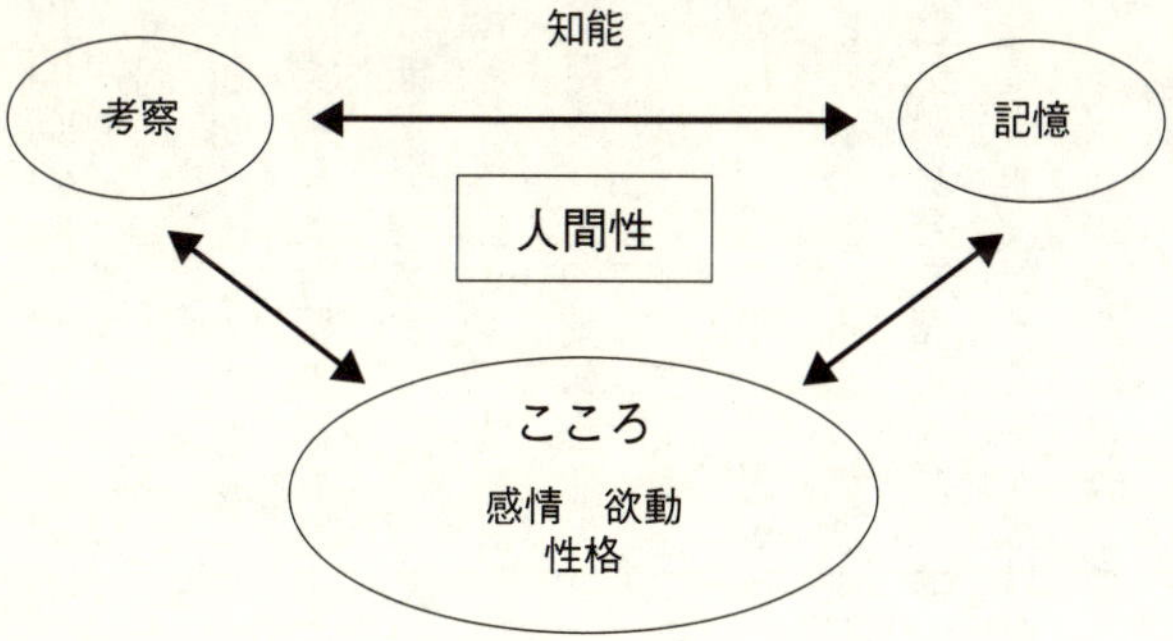

機能を発揮しています。概念から見たこの関係は、脳の解剖でも同様であり、こころ、知能、行為の要素は脳の中でネットワークで繋がって機能を発揮しているのです。

ここでいう「こころ」とは、知能以外の精神活動を指し、五感や知的活動を通して得られる外界や体内の変化からくる刺激によって起こされる主体的精神活動（感情、欲動、性格等）を総称したものです（図2）。そして、精神活動と行為によりつくり出す個性や人となりを人格といいます。

私たちの生活の中で、こころは〝かなめ〟として働いているわけですが、まずこのこころの概念を考えながら、お話を始めましょう。

1　精神活動の概念

精神活動は**知能**と**こころ**で形成されます。知能の定義はここでは一般的に捉え、「記憶する、思い出す、考え判断する、想像するなどの過程を通して問題を解決する能力」とします。この知能が発現されて、問題解決にいたるためには、まず情報が必要です。情報がないと何も考えられません。情報は五感（視覚、嗅覚、聴覚、味覚、知覚）を通じて集められます。私たちはその情報を記憶として脳に蓄え、蓄えられた情報をもとに考え、判断します。たとえば、カレンダーを見て今日の日付を確認し、そのことを憶えておいてゴミ不燃物収集の日を記憶の中から思い出します。翌日が不燃物収集日だと確認できたら、その日のうちに分別し出せるように準備します。テレビの天気予報を見れば、天候やその日の最高・最低気温などを頭に入れ、非常に寒いとの情報があればコートやマフラーを用意し、服装を整えます。降水確率が高ければ傘も準備しておきます。出かけるときに天気がよかったからと、高かった降水確率のことを忘れて出かけると、雨にぬれて天気予報のことを思い出します。

このように、記憶という情報から考察し判断することを繰り返しながら、私たちは日常生活を送っているわけです。ここで、一般的には知能の活動が刺激となって何らかのこころの活動が引き起こされます。あるいは、外界からの刺激によって生じたこころの変化が知能の働きを促します。たとえば、サラリーマンが事業計画を練りに練って提出し、これが認められれば、目標を達成し自己実現できる足がかりになるため、意欲が出てきます。そして意欲を持って行動し、考え、結果が伴うと達成感や充実感が得られ、幸福感へとつながります。

サッカーワールドカップの試合を観戦し、興奮し、日本が快勝するという情報に大喜びし、日本のチームをたたえます。また、テレビを見ていて、ヨン様、チョン様出演ドラマを見れば韓国に行きたいと思い、少しでも安いチケットを手に入れるためにインターネットを検索したり、観光スポットをチェックして旅行計画を練ったりします。日頃の生活や雑踏の中で、知能とこころの働きはお互いに刺激し合い支え合ってつくり上げられており、思い出し、考え、想像し、泣き、笑い、発奮し、また考え判断し、行動に移すといった過程がぐるぐる回っています。

こういった知能とこころの関係には重要な特徴がいくつかありますので、以下にその特徴を見てみましょう。

（1）知能の多様性、こころの普遍性

特徴の一つは、**知能の多様性**と**こころの普遍性**です。

蓄えられる知識は人それぞれです。国が違えば言葉も違います。教育を受けた人と無学文盲の人、新聞を毎日のように隅から隅まで読む知識人と白い壁ばかり見させられている入院患者、サラリーマンが営業のために持っている知識と職人が持っている知識の違いなど、脳の中に収められている情報の質と量は個人により異なります。このため、情報の倉庫である記憶をもとに考察、判断、創造する知能のあり方も当然、一様ではありません。知能の違いは、職種や立場の違いとなってあらわれ、社会をつくり上げます。基本的教養を受けていればある程度、共通点はあるでしょうが、これも通信簿やテストで評価されると違った結果があらわれます。点数は人により違うことが多いですし、テストをするたびに点数は変わります。社会に出れば、銀行員の経理的判断力に医師はついていけませんし、大工さんの建築能力はサラリーマンにはありません。国や民族が違うと、言語能力に違いがあります。超人的に口の立つ日本のお笑い芸人もアメリカに行けばただの人です。これ

らはすべて、知能の質と程度は人それぞれで同じものがないことをあらわしています。

逆に言うと、知能の質と程度が同じであれば、多様な現代社会は成り立たないということです。能力の違いが役割の違いとなっています。複雑な現代社会では、人間は一人ではその人らしく生きていけません。偉そうにしている政治家も、その日の予定を伝え、飛行機の切符を用意してくれる秘書さんや、選挙の後援会の方がいなければ、仕事をこなすことはできませんし、仕事をこなせなければ社会的地位も維持できません。自分は優秀と思い込んでいる医者も、患者さんのお世話をしてくれるナース、リハビリスタッフやケースワーカー、あるいは患者さんを紹介してくれたり逆に引き受けてくれたりする医師がいなければ、自分の思うような診療はできません。このようにさまざまな知能の集団の中で私たちは生きています。

こころはどうかといいますと、こころのあり方もいろいろです。気の強い人、弱い人、横柄な人、謙虚な人など性格を中心にいろいろな個性があります。ぶっきらぼうにしか物を言えない人がいれば、非常に丁寧な物腰で穏やかに話される方もいます。

しかし、こころの中心をなす感情に大きな違いがあるでしょうか。けなされて喜ぶ人がいるでしょうか。普通に褒められて怒る人がいるでしょうか。きれいな風景や、美しい絵画を見れば多くの人がこころ癒され、病気になったり高いところに登ったりすれば不安になり、おいしいものを食べれば幸せを感じて、いやみを言われれば腹が立ちます。その程度に若干の個人差はあれ、ベクトルの方向と大きさは、ほぼ同じではないでしょうか。小学生でも会社の社長さんでも、車に轢《ひ》かれそうになれば恐怖感が募り、快晴の青空を見ればすがすがしく気分が良くなります。欲動（欲望と情動）も同じことがいえます。社会的欲求には個人差がありますが、性欲、排泄欲、睡眠欲、食欲などは誰にでも必ずあります。ない人はいません。

知能が個人により異なり多様であることは、裏を返せば、それはいろいろな知能のあり方があっても生きていけることを意味します。

しかし、欲動が生命や種の保存と直接関わりがあることでも分かるように、こころはいろいろなあり方があっては困ります。食欲がなくて食事をとろうとするでしょうか。性欲がなくて子孫を残せるでしょうか。食べなければ死んでしまいますし、性交がなければ種は保存できません。感情も同じことです。死ぬことを怖がらずに喜んでいては、命は永らえません。家族への愛情や友人との友情がなければ人は守れません。

このようにこころのあり方には、万人に共通し生きることに関連の強い普遍的側面があるのです。さまざまな要素を持った高度文明社会で生きているわれわれの人格のあり方、個性のあり方を考えてみると、多様なあり方を許される知能と、それに比べ多様性を許されない部分を持つこころのあり方が見えてきます。このことだけをとってみても、人間にとっての本質はこころのあり方にあるといえるのではないでしょうか。

（2）こころの上にこそ成り立つ知能

次に重要なことは、**知能はこころの土台があって存在する**という点です。知能がどんな形であれ、こころは刺激に対して反応し感じることができます。アフリカの原住種族でも東京のサラリーマンでも、同じように目で見て、聞いて、触って何かを感じています。そこに知能の質は関係ありません。人間の活動はすべて、刺激を受けて感じることから始まるのです。それが大原則です。

一方、知能は気力や興味がないとまともに獲得できません。いやいや仕事をやらされても一向に効率は上がりませんが、モチベーション（動機付け、意欲）が上がっているときには疲れても平気で課題をこなしていきます。憤慨しているときや緊張しているときには、他人の言うことは頭に入りません。やりたくない仕事は長続きせず、人によってはすぐやめてしまいます。子供の場合は知識を得て体験する喜びを知ると、誰に教えられるわけでもなくどんどんその能力を伸ばしていきます。「好きこそ物の上手なれ」と言うように、知能はふさわしいこころの状態に支えられて獲得できるのです。

　こころは人間の生きる礎《いしずえ》でありエネルギー源ですから、その活動の高さは知能の向上や生き方に大きく影響します。こころのエネルギーの源は感情の変化（感じることができるこころ）から出るやる気（気力）であり、やる気さえあれば知能は何とでもなります。だから、さまざまな知能のあり方があるのです。その意味では、知能を育てる教育よりも**やる気を育てる教育**が重要といえます。進学率の高まりを背景に急増した学習塾がはやるかはやらないかも、生徒への知識の詰め込み方にあるのではなく、本人の知識を得ようとするこころの育て方のノウハウにあるようです。

　知能とこころの関係は、私たちの日常にある「理解」と「納得」の違いにも見て取れます。私たちの生活に上ってくる物事は理解できなくても生きていくことはできますが、**納得ができないと（その人らしく）生きていくことはできません。**地理や算数ができなくても、パソコンができなくても、自分の好みの家具を揃え、服を着て、就きたい仕事に就き、好みの音楽を聴き、親しい友人と時間を過ごせれば自分らしい生活を送ることができます。

しかし、何がしかの問題が生じたとき、話し合いで理解できたとしても納得していなければ、次につながる解決にはなりません。意欲的に次の問題を解決することもできなくなります。「あなたの言っていることは分かりますが、私は納得できません」となると、話は前に進まないのです。**理解は頭で考えてうなずき、納得はこころがうなずくもの**です。

小泉首相の郵政改革を例にあげましょう。この改革法案に対しては「理解できないから反対します」ではなく、「納得できないから反対します。これは政治家としての信念です」と首相の政治手法や姿勢に反対した人が多かったことは、皆さんご承知の通りです。

医療の問題では、臓器移植に関し、死生観の違いからくる脳死問題があります。今の医学では脳死に至った方を心臓死から救うことはできません。ですから、脳死はいわゆる死であるとする見解と、日本人にとっての死の意味を考えると脳死は死ではないとする見解が真っ向から対立しています。脳死状態が１００％心臓死につながることは現段階では事実ですし、その根拠も示されています。この事実がある中で、反対されている方は脳死を死であるとした意見が理解できないのではありません。死の捉え方は人さまざまであり、その個人が納得できる形でないと受け入れられないということです。

日本人にはプロセスとしての死を段階的に受け入れることで死に対して納得してきた死

生観があります。血圧が下がり、呼吸が弱くなり、脈拍が触れなくなり、肌の色が変わり、心臓が止まって次第に冷たくなる。そして、自宅に帰られるときには、ご家族がご遺体に声をかけながらお帰りになる。神道でも仏教でも亡くなった後は、通夜、葬式に始まり五日祭、五十日祭、一年祭、五年祭、十年祭、あるいは初七日、四十九日、初盆、一周忌、三回忌、七回忌、十三回忌と時間をかけて何度も法事や供養を行います。こういう時間的経過の中で死を受け入れていきます。死はその時点だけで理解できるものではなく、時間をかけないとこころがうなずけない、納得できない、受け入れられないものなのです。ですから、脳死は理解できない死ではなく、納得できない死といえます。これもまた、理解と納得の違いから生じた例といえるでしょう。

このように、私たち人間はこころがうなずいて初めて満足できるようにできています。それは、こころが生きる本質を支えているからです。人間は今ある状態に満足感を持つこと（幸福感を感じること）のために生まれてきたといえますので、こころがうなずく方向がどちらを向いており、どの程度のレベルであるかがその人の人生を決めるのです。

宗教がこの世にある理由も、こころにあります。「人間は意味を生きる動物である」とよくいわれます。これは、人間は意味付けをもって納得することを必要とする動物であるということです。どうして病気をするのか。どうしてボケるのか。どうして星は瞬《またた》くのか。なぜ台風が発生するのか。あるいは、株価の変動が何を意味するのか。何が地震の前兆の意味を持つのか。なぜ、どうして、その意味するところは……。一つの出来事があるとそれに意味をつけ、最終的に納得しようとします。この意味を生きる習性が知能を発達させ、今の人類になってきたともいえます。そして詰まるところ、こころがうなずくために意味を持たせることが必要なのです。一般的にたいていの物事には理解できる意味があり、納得することができます。しかし、時には考えても意味を見出せず、納得できないものがあります。

たとえば、旅行で不慮の事故にあったり、地震で倒壊した家屋の下敷きになり亡くなったり、あるいは健康そうな人が突然病気で他界したり、子宝に恵まれなかったり、天変地異が連続したりすることなどです。こうした理解に苦しむことは、意味を生きる動物の本質であるこころのあり方からすれば、是とされません。この理解できない出来事に意味を持たせ、納得に導くのが超自然的思考です。たとえば、自分にとって不利益な出来事をもたらす人物や、未解決の凶悪犯罪者が出てきたとき、きっとそんな輩《やから》は死んだら地獄に落ちると思うことで納得しようとします。自分に降りかかった災難や苦しみを、「これは神から与えられた、人間として成長する試練でありステップである」と思おうとします。あるいは摩訶《まか》不思議な現象に神秘的感情を抱くなどといったこともあります。このように、普通の理屈で考えても理解できないことは、理屈を超えた超自然的存在の観念によって納得するしかありません。そして、超自然が成す意味の蓄積がストーリーとなり、宗教や教義の発達となっていきます。

日本の高度経済成長もこころが支えてきました。近代化を推し進めるには効率や能率を重視した合理的考え方に重きが置かれます。しかし、NHK放送文化研究所が行った意識調査では、日本の職場においては情緒的価値観が重視され続けてきており、日本の経済発展は能率重視とは異なる非合理的推進力によってなされてきたとしています（図3参照）。調査によると、組織の中で仕事をする際に好ましい仕事のパートナーを選ぶには、「多少能力は劣るが、人柄のよい人」を望んだ人が全体の70％余りであったのに対し、「多少つきあいにくいが、能力の優れた人」を望んだ人は約25％にとどまったという結果が出ています。

また、能率よく進めなければならない会合のあり方についての質問でも、「むだな話を抜きにして、てきぱきと手際よくみんなの意見をまとめる」と「世間話などをまじえなが

図3　能率・情緒志向

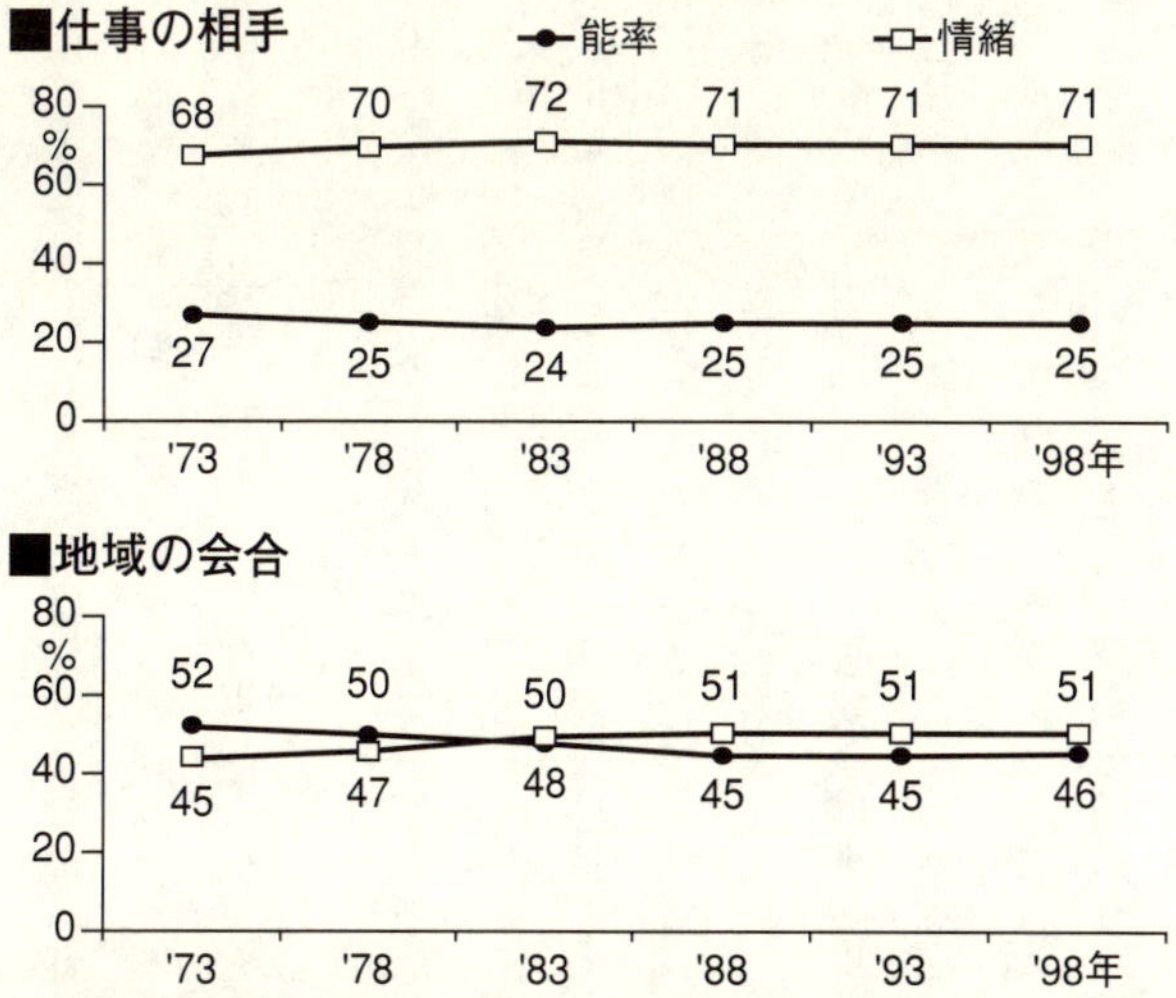

NHK放送文化研究所（編）『現代人の意識構造』より

ら、時間がかかってもなごやかに話をすすめる」がほぼ同数か、やや後者が上回るとのアンケート結果が出ているのです。いうなれば、気の合う人間同士一致団結の精神といったところでしょうか。この結果は、25年間で計6回行われた意識調査でその数値がほとんど変動していません。高度経済成長期を支えたエネルギーは、団結力や「和」の精神、家族主義などに代表される日本民族の情緒的特徴にあったことがうかがえます。

（3）育まれるこころ

最後に重要なのは、**こころは知能と行為（経験）によって育むことができる**点です。感情は、ある情報が個体の命にとって好都合か不都合かの判断を意識に上らせています（後述＝35－38頁）。したがって、その生じ方については、普遍的要素を含み**基本的感情**としてまとめることができます。

一方、こころの中にも個人差ができやすい部分があります。こころに個人差ができるのは、先ほどから述べているように知能には個人差があり、知能の影響を受ける感情を人間は持っているからです。これを**複雑な感情**、あるいは**高等感情（情操）**といいます。この感情には、個人の生活の質や生き方や人間性に関わってくる要素が多く、一般的には趣味や嗜好に関する感覚、あるいは美的感覚やセンスの良し悪し、人間関係に必要な協調性、思いやりや博愛精神、社会性に必要な倫理観や道徳観などがあげられます。そしてそれらが統合され、結果として意識（ここでいう意識は覚醒度の意識ではなく、価値観や認識や考え方を指します）や人格、生活の豊かさに関わってきます。

身近な高等感情を、スポーツ観戦を例にあげて考えてみましょう。プロ野球観戦やサッカー日本代表の試合を観戦したり箱根駅伝レースを観たりするとき、前もって選手の名前や特徴、試合に至るまでの裏話などが知識として頭にあるとないとでは、その試合に対する興味や試合の結果得られる感慨がずいぶん違ってきます。選手が出場するまでの苦労話や生い立ちを知っていると、好意的に応援しますし、興味が湧いて雑誌を買ったり、熱心に新聞のスポーツ欄に目を通したりします。実際の試合を見に行きたいとも思います。有終のシーンに出合えば、思わず感涙にむせぶことにもなります。

よくあることですが、このような精神活動は、情報の処理や考察、判断といった知的活動により惹起される感情であり、ここに知能の働きがなければ、何も起こりません。知らなければ興味は湧きませんし、何をしたいとも思いません。このような記憶や情報によってもたらされる楽しみは、高等感情の為せるこころの働きであり、生きる喜びであり、その人らしい生き方の一部です。

高等感情が人格に影響するに至るには、ある種のパターンが必要となります。それは性格や嗜好にその人なりのパターンがあることでも理解できます。たとえば、臓器移植など医の倫理に関する社会問題が起きた場合、その問題を積極的な社会貢献として捉える人は、自分自身も臓器移植カードを携帯することがあり得ますが、保守的感情を抱いている中高年者方の中には、臓器移植にも自分を献体（医学生の解剖学では、献体いただいたご遺体で実習させていただきます）することにも抵抗感を抱くことが多いのではないでしょうか。

またファッションは、そのパターンが繰り返されることが流行ですが、個人の好みそのものは即時的にころころ変わったりはしません。黒が好きな人は、黒い服を中心に選びます。スカートよりもパンツが好みの人は、パンツスタイルが多くなります。帽子が好きな人は何種類も買い求め、よくかぶります。そこに自分らしい美意識や独自性を見出しているのです。日ごろから几帳面で生真面目な人が、ある日突然、粗暴でだらしなくなったりすることはありません。どんな状況であっても、その人の素振りや身なりを見るとその人の価値観や性格があらわれていることが分かるように、そこに再現性があります。

グループで問題を討論するとき、機先を制してイニシアティブをとる人はだいたい決まっています。その人は、そこに自分の存在の意味や価値観、美的感覚、自分のプライドや責任感を感じています。このように、高等感情にもパターン化された部分が見られ、その繰り返しがその人らしさや人格をあらわします。人格は病的でない限り一つしかありません。一つしかないということは、時によってはまったく異なる反応を見せる多重人格ではないということで、そこに一個の規則性を持った個性があることを意味します。パターン化された反応は、脳の活動に規則性があることを意味し、その規則性を生むのは言うまでもなく神経細胞同士のネットワークです。このつながりは外界からの情報の刺激によってつくり上げられていきます。

ネットワークは要素的な働きの集まりです。そこには感覚、認知（感覚の統合と変換）、行為の要素があり、各々がもたらす刺激とそのつながりから生まれる感情があります。そして、感情は感覚、認知、行為に影響するといった相互作用的ネットワークが形成されています。すなわち、こうした相互作用から生まれる主体的な反応こそが感情なのです。日常生活の中で高等感情が惹起されたとき、その出来事に関連する要素を考えてみるとよく分かります。たとえば災害被災者に対するボランティア活動。大脳皮質が未発達な2、3歳の幼少の頃から人道行為に対する価値を感じ意識する子供はいません。

その活動に参加するに至るには、災害が起こった悲惨な状況を知ることから始まり、そのことが自意識を刺激し、自分自身の存在意義を考え、日頃の行為に思いをめぐらし、社会貢献を考えるようになるのです。人によっては、過去の自身の体験や思い出、あるいは父母の教えを思い出したり、学校教育の中での社会教育の経験を思い出したりなどなど、感覚、認知、知識、経験、体験などの要素を脳の中で処理し、「何かできるのでは、何かしなければ」と思いはじめているはずです（この点、基本的感情は生命の継続に関わることで分かるように、絶対的意味合いがより強いため、高等感情ほど種々の要素に影響されることはありません。より短絡的なネットワークといえるかもしれません）。

こうした活動の中で、脳の精神活動はパターン化（記憶）されていきます。そして、人間性を大きく左右する高等感情は知的活動と行為（経験）により脳の神経細胞の相互作用の結果、規則的な活動となり形成されるのです。ですから、一生のうちで最も神経細胞のネットワーク形成が盛んな幼少期に豊かな高等感情を持ってもらいたければ、知識の量を詰め込む勉強ばかりでなく、体験や経験を伴った教育やコミュニケーションに、より多くの時間を割かねばなりません。そうでなければ、高等感情は「知っている」レベルにとどまり、「行動しよう」という情動に至りません。感じるこころでなければ、行為に至りがたいのです。老人に優しくしないといけませんと口先だけで何度教えても、実際の社会に出て親切な言葉や行為を実行するということにならないのです。戦争はいけないと教えても、あるいは頭では理解していても、実感のない世代はすぐにご都合主義的な改憲に気持ちが傾きます。生きることや生かされている喜びを机の上でいくら教えても、その感謝の気持ちをすぐに忘れ、虐待や陰惨な行為といった責任感のない自分勝手な行動へと走ってしまうことにもなりかねません。

高等感情の形成は、記憶で例えればエピソード記憶（時間や空間を特定して思い出せる個人的な体験や出来事の記憶）がこころに残る過程に似ています。子供のころ習った社会や数学など知っているだけの意味記憶（言葉の意味など一般的知識としての記憶）は今となっては雲散霧消ですが、家族で行った旅行のことはよく憶えています。そこには、感覚、考察、判断、行為など精神活動と経験を形づくる要素がすべて記憶の中に盛り込まれています。出来事を思い出すと、感情が沸き起こり、ひとり泣いたり笑ったり、物思いにふけったり、あるいはその体験が将来の行為につながることさえあります。

幼少のときに父親の仕事ぶりを聞いて見て、体で感じ経験すると、子供は「お父さんのような仕事をしたい」と言います。夏休みの体験学習で病院や施設を回ると、「将来は人の命を助けるお医者さんになりたい」とか「看護師さんになりたい」などと自分の将来像を描きます。あるいはまた、家族や自分が病気や障害を抱える体験を持つと、「人の痛みが分かる人間」「思いやりのある人間」という生き方の信念をつくり上げます。一回だけのエピソード記憶がよく頭に残っているのは、そこにストーリーがあり、体験があり、その結果、感情が形成されるからです。

このことと同じで、中身のある人間らしい豊かな高等感情を育て上げるには、知識だけでなく行為を伴った教育や経験が重要で、それが高等感情をつくり上げるプロセスとなります。知能を鍛えることばかり強いても、こころを鍛えられない教育であれば、それは結局、絵に描いた餅《もち》に等しい行為に終わってしまいます。

高等感情を育てる知能と行為（経験）は、人間らしい豊かな感情の形成とともに、その共通のプロセスを通し形成される「理性」のあり方にも影響します。**理性とは、意識して行動をコントロールし、人間らしい行為としていく精神活動の総称**です。物事を正確に把握し、考え、判断し、意思決定し、自分の行為を制御します。自己実現には欠かせません し、お互いに助け合い、依存し合って生活する人間の社会において、高等感情とともにある崇高な脳の働きです。この理性を育成するのもやはり経験であり、自分自身で考え、自分自身で判断し行動してその結果に責任を持たせるといった**主体性のある経験**が必要とされます。それは権利や自由とともに義務感や思いやりを育みますし、その感情が理性を育てることにつながるのです。理性を育てるのは責任ある主体性なので、親の過保護や過干渉、学校でのやらされ教育の継続は、理性の形成を未熟なままで終わらせるリスクを高めてしまう可能性があります。

これまで述べてきたように、こころは人間性の普遍的礎《いしずえ》であり、豊かな人生、豊かな人格の源です。物の豊かさの中に存在することを人生の豊かさと思い込み、時間の流れに追われている私たち現代人にとって、本当に重要なものはこころであり、それが私たちの本質であることをもっと意識するべきではないでしょうか。そして私たち自身のあり方の問題のみでなく、これからの社会を支える子供たちや、現代の豊かな社会を築き上げてくれた高齢者の方々のあり方を真剣に考えるべきではないかと思います。「子供叱るな自分来た道、年寄り笑うなやがて行く道」とは、われわれ自身の人生に対する自覚を促し、こころのあり方の大切さを見直す戒めのように聞こえます。

では次に、こころの中心をなす感情について、もう少し詳しく見てみましょう。

2　二つのこころ（二人の自分）

こころの中心である感情は欲動と同様に、私たち人間が外界と接しながら生きていくために必要なものです。いわば命をつなぐための脳の働きです。その機能局在（こころを形づくる働きを持つ脳の場所）を見ても、脳の中心に位置し自律神経の中枢として命の営みそのものの役割を持つ脳幹や間脳（後述＝62頁）に混在し、あるいは接して位置しています。

感情がこころの中心ですが、人間のこころは一つではありません。大きく分けて二つあります。

一つは、前述した**基本感情**としての**生命感情**と**心情的感情**です。生命感情は体の生理的変化や生存、種の保存と強い関連があり、生きたい気持ち、異性に対する性的感情、飢餓感、満腹感などを含みます。心情的感情は喜怒哀楽などの一般的感情であり、喜び、怒り、悲しみ、楽しみ、不安や恐怖などです。

この基本的感情に対し、より複雑な感情から成る**高等感情**を**情操**ともいいます。繰り返しになりますが、高等感情は大脳皮質（知能）と関連が深く、知的、美的、倫理的感情、道徳的感情を含んでいます。趣味の喜び、知識を持つ充足感、絵画や美術の鑑賞、自分の望む価値観で満たされたい欲求などがこれにあたります。そして何よりも人間関係に必要な協調性、責任感、思いやりや気配りといった感情を含むのが高等感情です。

欲動が体に栄養を与え命をつなぐ働きであることは述べましたが、これに対し感情はいかなる状況で起こるのでしょうか。感情は、他の精神活動と同じく、外界からの刺激、あるいは知的変化に伴って起きますが、**この情報が自身の生命にとって是か非か、好都合か**

不都合かを人の意識に上らせるべく信号を送っているのです。その中でも生命感情は生命維持や種の保存にとって必要な情報を得て、感情の変化をきたします。血糖値の低下は空腹感となってあらわれ、食欲につながります。食事を取れば血糖値は上昇し、胃の膨らみの情報とともに満腹感として感じられます。子孫を残す能力のある若い男女が惹かれ合うエネルギーは、年老いた男女のそれとは比べものになりません。心情的感情は先ほども述べた外界から得られる情報が生命にとって是か非かを判断し感じているこころの変化です。暴力を振るわれたり、暗闇で一人いたりすることは、命の保障を証明するものではないので怖くなります。子供は命の継承を意味していますから、子供を見ると、微笑ましくなります。病気にかかったり高いところに登ると、命が危機ですから不安になります。このような基本的感情はさまざまに変化する外界に対処していく上でなくてはなりません。ただ最終的な結果としては、基本的感情がそのまま表出するだけにとどまりません。二つ目の感情である高等感情が多くの場合、同時に、あるいは前後して生まれます。

前述しましたが、高等感情は大脳皮質の影響を大きく受けます。大脳新皮質（知能）は新たに知識や経験を獲得（人間らしさを獲得）するためにあるわけですから、状況によっては基本的感情を凌駕します。こういう側面を持っているからこそ進化してきたのが人間の脳という組織です。甘いものをたくさん食べたいけど、肥満街道一直線はいやだ、健康に良くないと分かっている。それにスマートなスタイルに自分らしさを感じ、そうあることに存在の喜びがあるのでその喜びを感じたい（自分らしく生きたい）、だからダイエットしたい。知らない集会に参加するのは不安だし、わざわざ行くのは面倒くさい。だけど知的欲求を満たし満足感を得たいので、遠くの会場でも参加する。ジェットコースターは怖いけど、そのスリルに興味があるから乗ってみたい。今日は仕事に行きたくない、休みたいけど、休むとみんなに迷惑がかかり申し訳ないので無理して行く。あの人の世話にはなりたくないがならざるを得ない、できれば助けて欲しい……などなど、**感情の両価性**といわれる特徴です。

基本感情が命そのもののための精神活動であると考えれば、**高等感情は**知的活動によってもたらされる情報が、その個性や知性のあり方など、いわば**命の質（人間らしさ、自分らしさ）にとって是か非かを知らせてくれる感情**です。

基本的感情と複雑な感情から成るこころのあり方は、その結果としてやる気と密接に結びつくことになります。後述する脳の構造の中で、基底核の一部を主なルートとして大脳の前半部（前頭葉）に働き、最終的に気力や意欲を形成するのです。気力はその人らしい生活を形づくる源であり、生きがいをもたらすので、健全なこころのあり方は人生にとって大変重要になります。

（補）記憶の分類

記憶は時間を尺度としてみると、その事柄をどれだけの時間、脳にとどめているかで**短期記憶**と**長期記憶**に分類されます。短期記憶は即時記憶ともいいますが、繰り返しがないと20〜30秒で忘れられる記憶です。それ以上長く憶えている記憶が長期記憶で、何分、何時間、何日の単位で憶えている**近時記憶**と、それ以上長く憶えられている**遠隔記憶**に分けられます。短期記憶は神経細胞同士で作られる記憶システムの電気活動のみであらわされますが、長期記憶はシステムに関係する神経細胞の形態的変化も伴うと考えられています。

このような時間的分類に対し、知能との関連を考えて、記憶される内容により分類されることもあります。記憶は思い出し、再生されるものですが、それが言葉に再生され他人にそっくり伝えられるもの（**陳述記憶**）と、行為に再生され述べ伝えることが細部にわたってはできないもの（**非陳述記憶**）に分けられます（図4）。陳述記憶は、**エピソード記憶**と**意味記憶**に分けられます。前者は特定の出来事の記憶で、個人の生活史や経験に関し

図4　記憶の分類

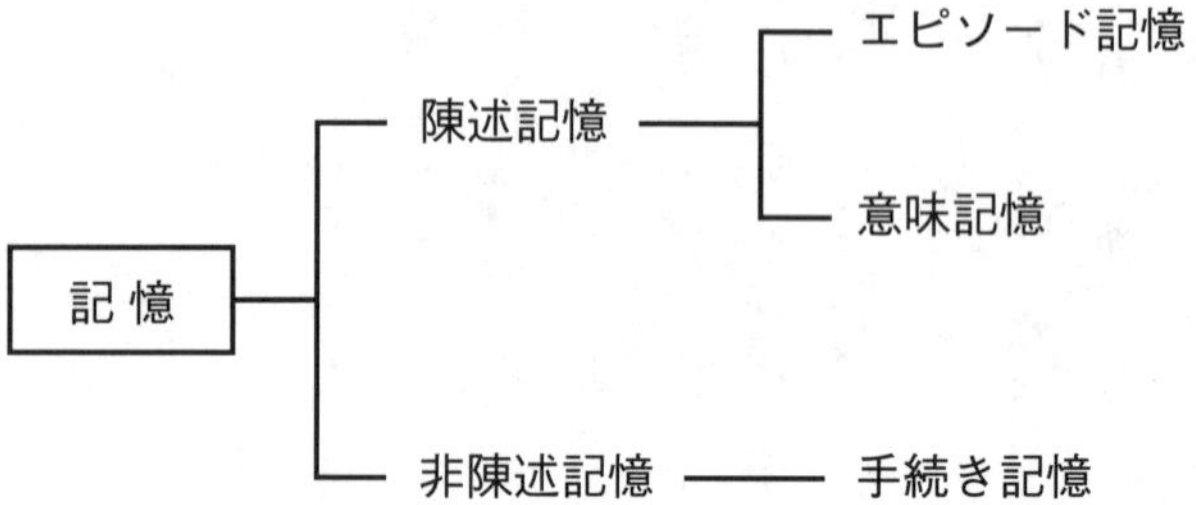

ており、その内容が時間やストーリーを持ち、多くは感情の変化を伴っています。「何々を覚えている」というタイプの記憶です。入学や卒業に当たっての記憶や、学校の先生に褒められたり、父親に叱られたりしたことなど、印象に残ったシーンにはこころの変化とともにエピソード記憶として残されます。後者はこのような生活や個人史には関係ない一般的な知識のことで、感情との関係はそれほどありません。「何々を知っている」というタイプの記憶です。国語、算数、理科、社会などで習って知っている内容や、言葉の意味や身の回りの道具の意味を知っているなどがこれにあたります。

非陳述記憶は**手続き記憶**といい、技能や手続きの記憶で、いわゆる体で覚えた記憶です。自転車の乗り方やスポーツ、楽器の演奏や絵の上達などの手足や体の動きの記憶がその主なものです。ですから、プロ野球の選手や相撲の力士、有名な画家や彫刻家などが見せる超人的動きやすばらしい表現もすべてこの記憶を脳に蓄え、手続き記憶として残した結果なのです。非陳述記憶には、一般的な運動の記憶のほかに反射的な行為の記憶も含まれます。手続き記憶は老化による物忘れでもあまり障害されません。そのため、私たちも手足を動かす趣味を持っていれば、高齢者になっても若い人以上に表現ができます。「六十の手習い」「八十の手習い」とよくいいます。手芸や書道、絵画や楽器の演奏など、趣味の行為は消えません。

住み慣れた環境での動きも同じことがいえます。認知症（痴呆症）の患者さんでも、自宅やそれに近い環境での習慣的な日常の動きにはあまり問題が生じず、生活できることがあります。そのため、家族が認知症に気づいた時にはすでに相当進行していたというケースもよくあります。どうして気づけなかったか、それはたとえ認知症であっても体で憶えた習慣的行為の繰り返しはそれほど問題なくできるからです。このことは、私たちが高齢化を迎え生活する上で、またご高齢の方々の生活を考える上でも大変重要なことです。高齢者の生きてきた環境や行いの重要性を認識すべきですし、少しばかり物忘れがあるからといって慣れ親しんだこころの拠《よ》りどころである生活の場を安易に奪ってはいけないのです。

3　知能のあり方

人にとってこころが重要であることは常識的に誰でも分かることですが、知能のあり方とその変化はどのように捉えられるのでしょう。

心理学者のR・キャッテルは、知能を流動性知能と結晶性知能に分けて論じています。**流動性知能**とは、新しく憶えたり、想像しつくり出したりする力であり、新たに学習するための能力です。これは加齢による影響を受けやすいといわれます。

一方、**結晶性知能**は、蓄えられた知識や経験をもとに物事を思考判断する能力で、加齢や器質的影響を受けにくいといいます。前者は20～30歳ぐらいに、後者は40～50歳ぐらいに各々ピークがあるようです。流動性知能の充実度が高い人は引き続き結晶性知能も高く維持されることが多く、知能を支えるのはこころですから、知的喜びが大きく、やる気に

図５　知能の加齢変化

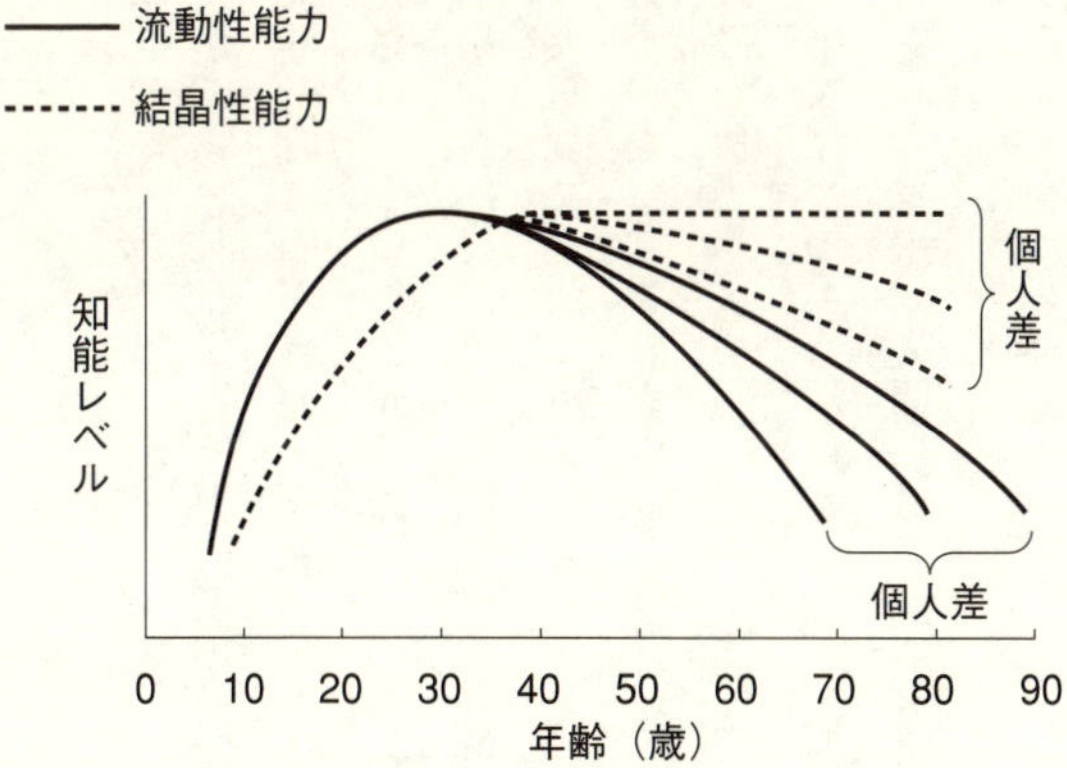

朝長正徳・佐藤昭夫編『脳・神経系のエイジング』より

つなげられる人ほど知的満足を感じ、長く人生の生きがいにすることができます。

このように**知能は加齢に伴い流動性知能から結晶性知能へと、質的変化を遂げながら経年的に変化**していきます（図５）。加齢とともに知能が質的変化を遂げるのは高等哺乳類の中で、われわれ人類のみです。社会にあっては、新たな情報を取り込み、創造的に仕事を展開しなければならない現場は若手中心になっており、会社の方針を統合的に判断する管理職には中高年が多いことを見ても、知能の変化で社会システムがつくり上げられていることが分かります。また、結晶性知能は知識の積み重ねで形成されるため、高齢者になっても維持向上させることができます。手続き記憶の結晶である人間国宝に高齢者が多いのも、それを証明しています。

私たちはよく物忘れがひどくなったとか、若いときほど学習能力がないとかぼやいていますが、物忘れや学習能力の低下は流動性知能の低下が原因です。流動性知能は、いわゆる世間一般に頭が良いとか悪いとかで形容されることが多いようですが、よく考えてみてください。学習能力がいくら高いからといって、それだけで社会的地位が高く一般民衆から尊敬され続けたり、人間国宝になれるでしょうか。学校の成績が一番であることを、世間が長きにわたって称えたりするでしょうか。あるいは成績優秀といわれる小学生や高校生のすべてが、そのまま世の長となり、会社の社長となり、あるいは芸術家として大成しているでしょうか。

高齢者になっても活躍している人たちは、常日頃から結晶性知能を向上させている人たちであり、本来、人間には誰にでも可能性を成就できる結晶性知能が備わっているのです。

4　体力と知能

体力は体を病原体などの外敵から守る**防衛体力**と、体を動かす**行動体力**に分けられますが、世間一般にいう体力は行動体力のことを指します。体力を成長とともに見た場合、その向上は中学3年ぐらいでピークを迎え、その後発達は軽度となり、20歳以降は直線的に下降することが知られています。

近年、この体力について、小学校低学年の体力低下が叫ばれています。成長期の伸び具合が、その後の成長に大きく影響すると考えられるため問題が大きいというわけです。学童の「体力、運動能力、社会生活、意欲に関する調査研究」によると、体力水準が高い子供は何事も意欲が高く日常生活習慣も良好な状態であると報告され、その逆もまた真であると考えられています。そしてこのことは、こころの形成や脳の活動にまで影響するといわれます。

たとえば、体力評価が高かった子供は睡眠時間が短く、低くなるにつれて睡眠時間が長くなっていきます。人間は使わないと体力でも脳の働きでも落ちていきます。情報や刺激が入らないと使おうにも使えません。活動時間が長いと、それだけ情報や刺激が入ってきます。当然、脳の活動も異なります。脳が働かないと知能もこころも形づくられません。また、覚醒時にその覚醒度を上げる行為となる運動は、自律神経やバイオリズムのメリハリが明確になり、肉体の疲労とあいまって深い睡眠が得られると考えられます。

朝食の有無についても報告され、毎日朝食をとる習慣がある子供とそうでない子供とでは体力の差があり、とくに乳製品の摂取との相関は明確であったといいます。脳の細胞は糖質がエネルギー源です。朝食を抜き血糖値が下がりやすい状態では、集中して勉強することも、動き回ることもできないでしょう。腹に力が入らずイライラして気が散るといった状況です。

この他の調査も踏まえ、体力のある子供は集中力、気力が優れ、逆に低い子供はこのような精神面が弱い傾向が出ており、将来的にこころの形成に悪影響を及ぼす懸念があります。「健全な肉体に健全な精神が宿る、ゆえによく遊びよく学べ」といった世間一般の常識にも理由があり、机の上の学びばかりに捉われないバランスのとれた指導者としての大人の意識が必要です。いろいろな遊びやスポーツに触れる機会をいかにつくってあげるかは大人の役目ですから、幼少時からの環境づくりを心がけてあげたいものです。

第二章

脳の仕組みと働き

これまで概念的に知能とこころを見てきましたが、ここでその視点を変え解剖学的、生理学的に見てみましょう。

1　脳の仕組み

知的活動であれ、こころの活動であれ、それは脳神経細胞がネットワークを組み、電気信号を伝え合って出来あがるものです。

神経活動の始まりの多くは、五感に携わる末梢の神経です。外界からの刺激を受けることができる神経細胞が必要とされる体の各所に分布しています。そして、末梢で生じた信号は中枢である脳へと送られ、脳の神経細胞同士で伝え合い、知能とこころを形成します。何事も刺激となる作用がなければ伝わらないので、適度の刺激は脳の働きを促します。逆に、使わなければ弱っていく一方です。これは構造的には脳の細胞同士が**シナプス**（ギリシャ語で〈継ぎ目〉を意味する）という神経細胞同士のつながりを作り上げながらネットワークを形成することを意味します（図6）。

このシナプスの形成は、基本的に形成が早い部分（自律神経など脳の中心部）と、周り

図6　神経細胞とシナプス

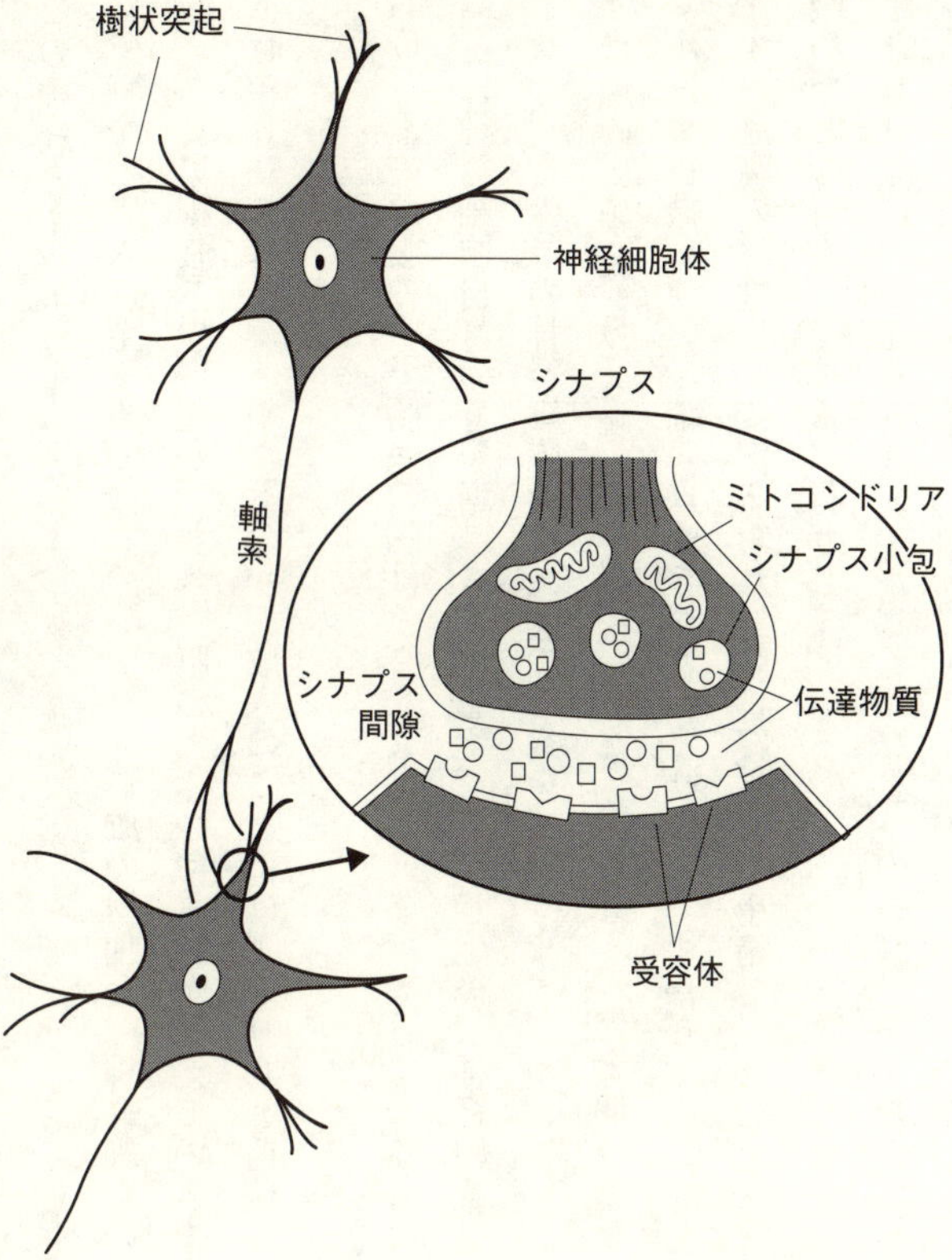

の環境で違ってくる部分（知能や行為の働きの大脳表面部）とがあります。知能の発達は、刺激によってこの神経のネットワークが形成される過程そのものということになります。したがって、幼少時から成人に至るまでにこのシナプス形成の増加と、神経細胞の働きを助ける支持細胞（グリア細胞）の増殖が行われ、脳の大きさや重さが増えていきます。このため脳は生下時400gほどであったものが、成人のころには1300g前後にまで増大します。

ちなみに、お母さんのお腹の中で胎児の脳は400gほどにまで大きくなるわけですが、この脳の成長は主に神経細胞自身の分裂増殖によります。しかし生後、神経細胞は増殖することはありません。その後の神経細胞数は減少の一途をたどります。

ネットワークは細胞の手足となる軸索《じくさく》や樹状突起（後述＝54頁）の先を伸ばしながら作り上げられますから、組織が硬いと細胞は動きがとれません。ですから、脳は非常に柔らかく出来ています。豆腐の感覚によく例えられ、脳神経外科の手術でもその処置（必要に応じた圧迫や吸引などの行為）は慎重に行われます。

脳の重さは1200gから1400gですが、そんな重さの豆腐があったらどうでしょう。少し動かしただけで、どこかが潰れてしまうのではないでしょうか。私たちは頭を頻繁に動かし、時にはぶつけ、痛い思いをします。そのたびごとに脳が潰れていては、私たちは廃人となります。これを防ぎ、脳を守るために脳とその周りに防御システムがいくつかあります。それはまず、**髄液**という液体です。豆腐が水に浮かべられることで形を崩さないのと同じように、髄液はその緩衝《かんしょう》作用で脳を守ります。さらに脳組織には多くの脂肪成分が含まれるため比重が小さくなり、脳の重さは髄液中で計測すると50ｇ以下になるともいわれます。１３００ｇ前後もある脳は、宇宙飛行士の訓練が水の中で行われているように、無重力に近い状態となるわけです。

そして、ヘルメットの役割の頭蓋骨と、その下に脳を包む何枚かの膜があります。この膜の中で働きが重要なのが**くも膜**という構造です。その名の通り蜘蛛《くも》が膜を張ったような脳保護膜です。くも膜は、膜状構造や柱状構造で脳を包み込み、支え、クッションの役目をして衝撃を和らげます。この構造は、お菓子やガラス瓶を保護する時のエアキャップにあたり、船を海に係留するときたくさんあればその固定が良くなる舫《もや》いに相当します。この膜と脳との間（この隙間はくも膜の下という位置関係になるので**くも膜下腔**という）に髄液が満たされ還流し、主な血管はこのスペースを走っています（図7）。

脳にはしわがあります。このしわは、大脳の表面に並ぶ１４０～１５０億個といわれる

図７　脳の被膜

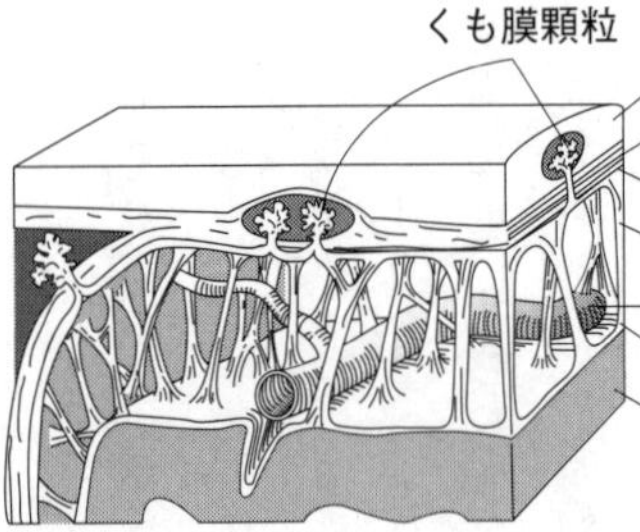

くも膜は膜状の構造（M）と支柱状の構造（T）から成り、くも膜（M）から下をくも膜下腔という。この部分は髄液が常に循環している。

神経細胞を効率よく収納するために脳の表面積を増やしてきた結果、出来あがったものです。このしわ自体でも衝撃を分散、吸収する役目を果たします。

脳の血管は、脳を包み込むように髄液の中を走っています。この構造は、他の臓器の解剖を見てみると決定的に違います。肺、肝臓、腎臓など体の臓器の多くは、血管がその臓器の中にもぐり込むように入ってきてから枝分かれします。木の幹が葉の茂みの中で枝分かれしていくのに似ています。

一方、脳の働きは知能、こころ、自律神経といった神経細胞同士の連携やネットワークがなければ機能しません。その働きにとって最も重要な役割を果たすのが神経同

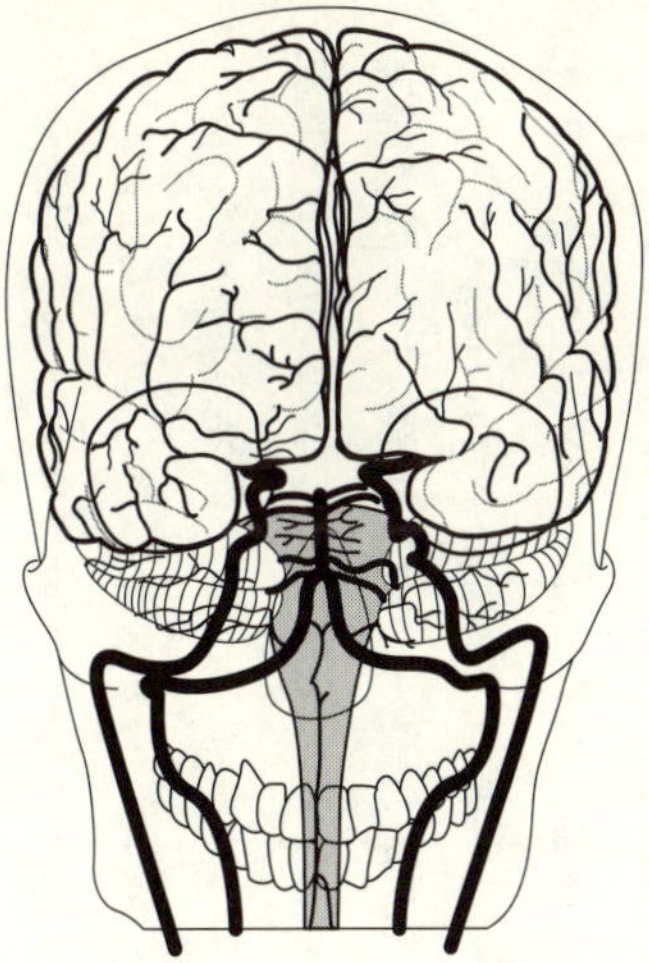

図8　動脈の走行（正前像）

士のつながりです。他の臓器のように脳の実質の中に大きな血管がもぐり込み、木の枝を分かつように血管が分布していては、神経のつながりを邪魔してしまいます。ですから脳の血管では神経のつながりを優先とした構造となっており、そのつながりを邪魔しないように血管が脳を周りから包み込むような構造となっているのです（図8）。

結果的に、脳の周囲には本管である大きな血管が走っており、脳表面から内側の脳実質に向かって、その本管から枝分かれした細い血管が脳の深い部分に向かって進入していく構造となっています。このため脳の表面を走る主要な血管は髄液の中を走っていることになり、他の臓器や手足を走る血管のように血管自身を守るしっかりした周囲の支持組織を持ちません。手厚く保護された脳ですが、神経のネットワーク形成を最優先とするこのような仕組みのために問題となる病気が生まれました。くも膜下出血です。血管の分かれ目に見られることがある脆弱《ぜいじゃく》な部分が血流のストレスや変性で膨れあがり、風船状の動脈瘤《りゅう》となってある程度以上に大きくなると破裂することがあります（直径が5ミリを超えて1cm近くあるいはそれ以上にまで大きくなると破裂しやすくなります）。人間の所以《ゆえん》を形づくる上で最も重要な脳は、その保護と働きの特殊性から他の臓器にはない病態が生じることになったのです。

神経細胞——大脳新皮質（大脳の表面）には、約140億個の**神経細胞**（**ニューロン**）と、それを構造的に支え機能的に助ける役割の**神経膠《こう》細胞**（**グリア細胞**）が約1000億個あると報告されます（脳全体では神経細胞は1000億個ぐらいではないかといわれます）。この神経細胞は核とその周囲の細胞質から成る**細胞体**と、それから突き出た二種類の突起（**樹状突起**、**軸索**）から出来ています。

この構造は脳の神経細胞も、五感を伝える神経細胞も基本的には同じです。樹状突起はその名の通り、細胞体から木の枝状に突出し枝分かれした細胞体の一部であり、送られてきた信号を受け取るアンテナのようなものです。他の神経細胞から送られてきた電気信号はこの樹状突起を含む細胞体で受け取り、細胞体からもう一つの突起である軸索《じくさく》へ向かって伝導されます。この軸索の端が周辺の神経細胞に接続しており、その接続部分がシナプスです。報告によると、シナプスは一個の神経細胞体上につき約8000個、軸索の先端からは約1000個形成されるといいます。子供が成人する前後までに、このシナプスの形成が増えることで神経細胞が大きくなったり、支持細胞であるグリア細胞が分裂増殖したりして、脳は次第に大きくなります。

そして、脳の働きは、このシナプスで形成された神経細胞同士のネットワークを通じて決められます。前述したように、神経細胞は脳の基礎が出来る胎生期には盛んに分裂増殖しますが、出生後は増えません。生後、神経細胞の数は少なくなる一方です。ですから、障害を受けたときの脳の可塑《かそ》性がよく話題になりますが、これは神経細胞がどんどん分裂して元に戻ることをいうのではなくて、障害された神経細胞同士の機能的・形態的連携であるネットワークが周囲の健常な神経細胞同士によって再構築(機能的回復)されることをいいます。

脳は外界から得られた情報に対して反応していますが、そのたびごとにばらばらに反応していては効率が悪く、情報伝達が混乱し無駄が多くなります。ですから、細胞は漠然とただあるわけではなく、連絡し合う働きの内容が決まっており、数万個までで細胞の集団をつくってそれを基本的な単位とし、これがさらに大きな集団を形成し、働きます（機能局在）。脳の表面ではこの細胞の集団が薄い板状になり皮質を形づくっていますが、それはこのような構造が横に並んで出来あがっているのです。この単位を**コラム**といい、その大きさは幅と奥行きが0・2ミリ×0・4ミリ、高さが1ミリ〜2・5ミリほどのものといわれます。内部は細胞が常に六層構造を成しており、この層構造が保たれないと働きになりません。年をとると細胞の数が減り脳は萎縮しますが、そうなった時でもこの層構造は常に保たれます。ですから、年とともに表面積は減少（萎縮）しますが、皮質の厚さは変わりません。

皮質はこのように神経細胞が規則的に集まって出来た構造です（図9）。脳の構造は肉眼的に見ると、**灰白質**と**白質**に分けられますが、灰白質は神経細胞やその細胞体が集簇《しゅうそう》しており、白質は細胞体から出た軸索が中心となって形成された神経線維の集まりとなっています。ですから、皮質は灰白質です。また、脳の中には皮質以外にも神経の細胞体が集まった構造があり、これを**核**といいますが、この構造も灰白質です。ちなみに、灰白質は白質に対する対語であり、実際はそれほど灰色ではありません。とくに、生きている脳の

図 9　大脳の断面

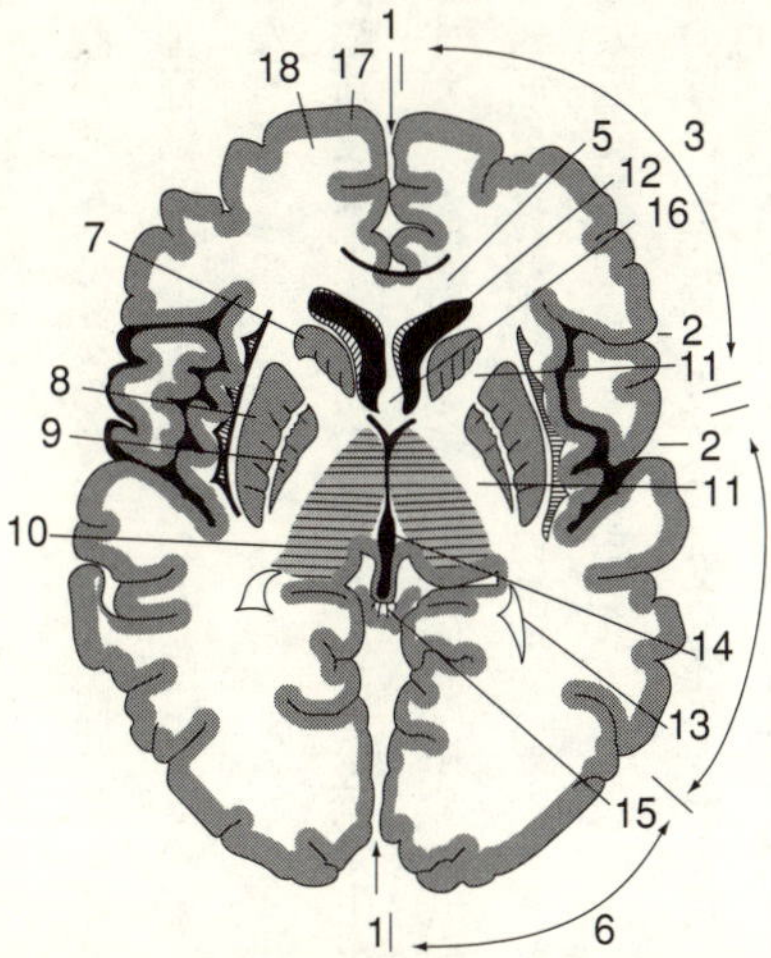

水平断面

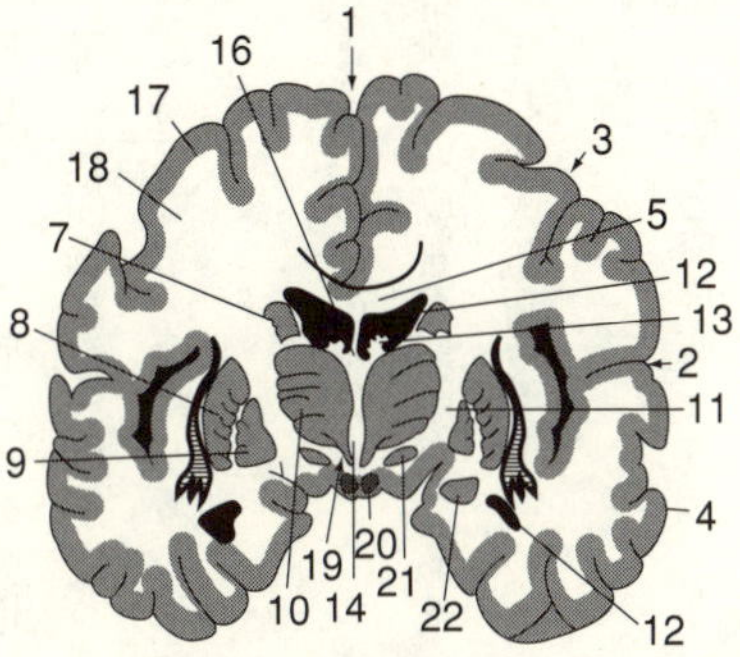

冠状断面

大脳

1．大脳縦裂
2．シルビウス裂
3．前頭葉
4．側頭葉
5．脳梁
6．後頭葉
7．尾状核
8．被殻
9．淡蒼球
10．視床
11．内包
12．側脳室
13．側脳室内の脈絡叢
14．第 3 脳室
15．松果体
16．脳弓
17．大脳皮質
18．大脳白質
19．視床下部
20．乳頭体
21．視床下核
22．海馬

表面は灰色というより、むしろきれいな薄ピンクがかった肌色です。大脳はその表面に神経細胞が並んでいるので表面が灰白質であるのに対し、脊髄の表面は神経線維が走っており、神経細胞の集まりはその内側になるので、大脳とは逆に白質で、灰白質が覆われた構造となっています。

大脳新皮質——生物の個体発生は系統発生を繰り返す、あるいはその上に成り立つといいますが、大脳も同じです。大脳の中で系統発生的に一番新しい皮質が新皮質であり、大脳の表面を神経細胞が層状に配列し形づくられています。これを**大脳新皮質**といい、いわゆる大脳皮質のことをいいます。

このほかに大脳の皮質には**古皮質＝旧皮質**（嗅結節、梨状葉）と原皮質（海馬《かいば》）といわれる発生学的に古い部分がありますが、人間の脳の場合、大脳新皮質がその上に覆い被さるように発達しているために、大脳の底面や内部に追いやられています。この新皮質の発達とともに、新皮質と古皮質との中間的構造（両者を媒介する移行部分）が発達してきます。この移行部分と古皮質、原皮質を合わせて大脳辺縁系と総称されます。新皮質は知能や高等感情などの精神活動の場であるのに対し、大脳辺縁系は本能や基本的感情、自律神経機能をコントロールする場です。

くも膜下腔と髄液——**髄液**は大脳の中の部屋（**脳室**）にある**脈絡叢**《そう》という構造物からつくり出されます。つくり上げられた髄液は、脳室を部屋から部屋へ流れ通って脳の表面に出てきます。この表面は脳を包んでいるくも膜の下ですから、**くも膜下腔**といわれます。くも膜下腔は脊髄《せきずい》の方まで広がっていますが、髄液は脊髄を含めたすべての脳の表面を環流して、最終的に**くも膜顆粒**《かりゅう》（くも膜が部分的に頭蓋骨の骨膜である硬膜側に突出している構造物）という粒状の膜構造から静脈へ吸収されます。

くも膜下腔のスペースは、脳室を含め全部で150ccぐらいです。この量に対し、髄液は1日約500cc産生されます。髄液は生理食塩水の成分に近い透明の液体ですが、1日3回くらいはこの液体で入れ替わっている計算になります。

神経伝達物質——神経細胞は電気信号で情報を伝達します。前述した神経細胞同士の機能的接合部をシナプスといいます。シナプスでは、この電気信号を受けて情報を伝える側の神経細胞から化学物質がそのシナプス間隙（500万分の1ミリ）に放出され、次の細胞に情報を伝達します。この化学物質を**神経伝達物質**（ニューロトランスミッター）といいます。興奮したり、緊張したときにアドレナリンが体を駆け巡るなどといったりしますが、アドレナリンは神経伝達物質の代表選手です。

図10　大脳皮質の構造と働き

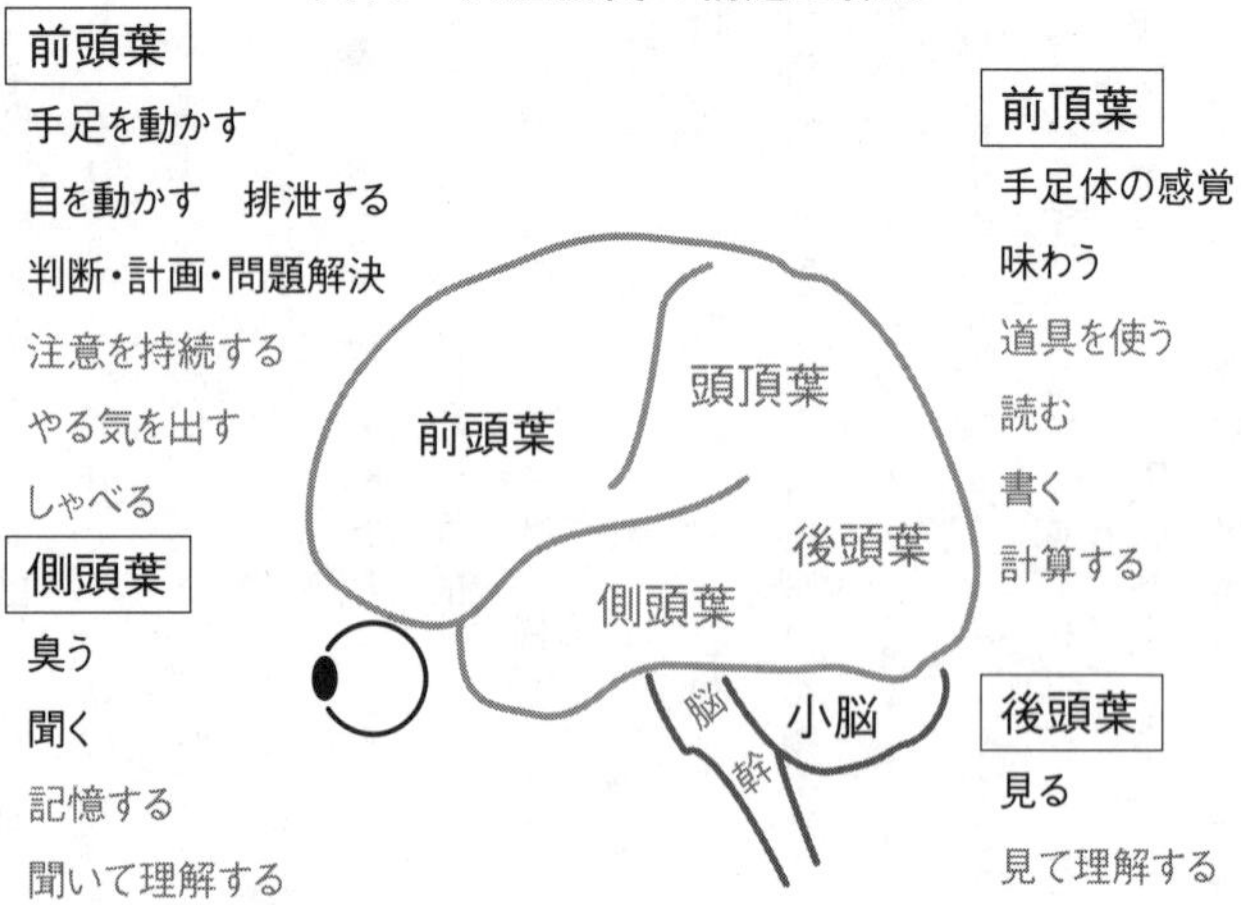

2　脳の働き

人の脳は、図10のように**大脳**、**小脳**、**脳幹**、大脳と脳幹の間の**間脳**から成っています。

大脳は知能と行動の脳であり、外界からの刺激による感覚を行動に変換しながら日常生活を営む私たち人間のコントロールセンターです。図は左側から見た脳の働きですが、その後半に視覚、触覚、聴覚、味覚、嗅覚などの感覚を受けて理解する脳があり、**後頭葉**、**頭頂葉**、**側頭葉**といわれます。

前頭葉は、あらゆる感覚情報の最終到達部位であり、大脳の後半で処理された情報を受け、考え判断し想像し行動に移します。これらの『葉』はlobe（ローブ）の訳ですが、lobeとは耳たぶとか丸く突出した部分とかいった意味です。ですから、葉とは丸く膨らんだ形状を表わす日本語表現と考えていいでしょう。大脳皮質に占めるそれぞれの割合は、5％の古い皮質を除けば、各々後頭葉は約15％、頭頂葉は約20％、側頭葉は約25％であり、知能の中心である前頭葉は約35％と最も広い範囲を占めます。おおざっぱにいうと大脳は、**後半（後頭部側）に外界からの情報とそれを記憶する機能が、前半（前頭部側）にはその情報をもとに外界に働きかける行動に関する統合的機能**があるわけです。

小脳には運動のバランスや調整の働きがあります。現在行われている運動に関する反応が適切であるか否かを判定して、間違いがあればそれを是正するように命令を出します。この働きはすべて無意識に行われるため、結果的には意識的に行われる運動の調整を行うこととなります。

一つひとつの体の動きは一個の筋肉ではできません。多くの筋肉が協調しなければなりません。この協調をつかさどっているのが小脳です。ただ単に動かすというだけなら大脳でできますが、小脳はその動きを正確に、無駄なく、スムーズにしているわけです。歩行一つとっても、小脳に症状があるとバランスのとれた歩行はできず、開脚状態で小刻みな

図11　脳の構造と働き（冠状断）

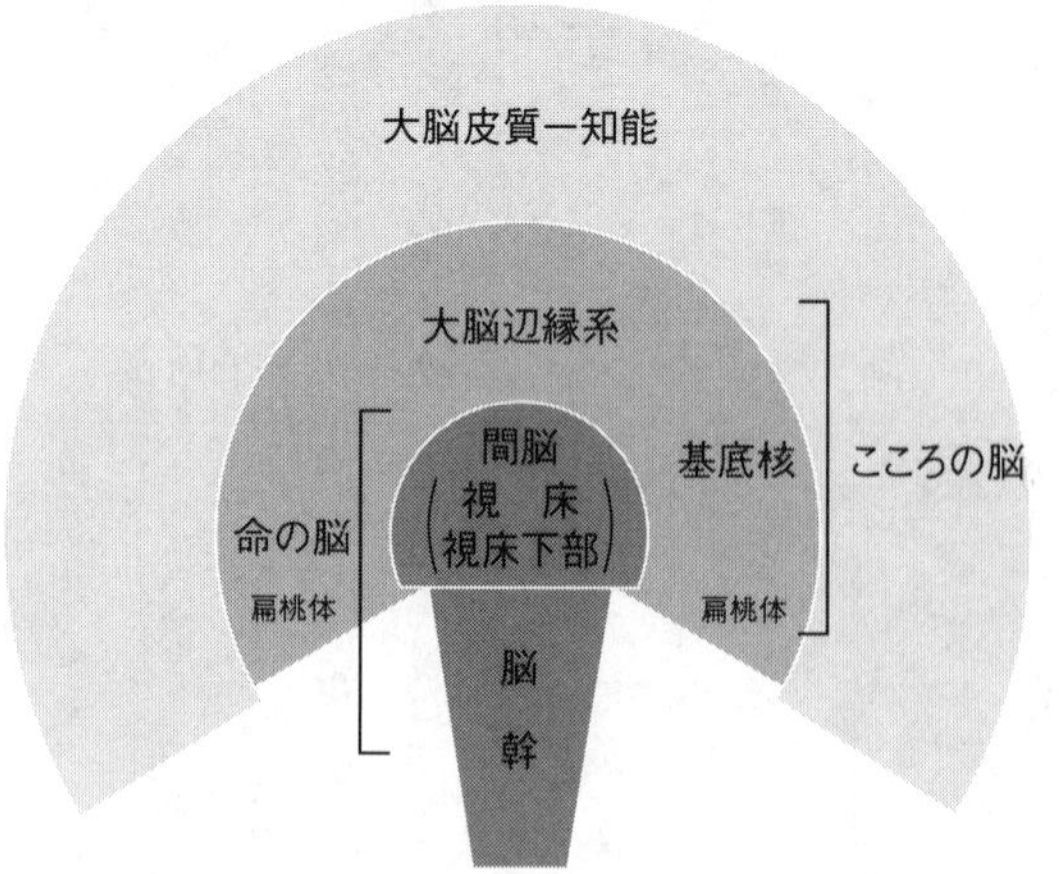

歩行になります。まともにまっすぐ立つこともできません。手でいえば、コップを取ろうとしても各筋肉の緊張を一定に保つことができず、震えて取れません。

脳幹は意識と自律神経の中枢であり、大脳と小脳、および脊髄への神経線維が通る神経の連絡路です。

図11は脳の冠状断を模式図的に表わしたものですが、一番外側に大脳新皮質（神経細胞が集まり、皮状に並んでいるので皮質といいます）、中心に脳の幹としての脳幹、脳幹と大脳の間にある間脳、大脳の底の部分にある基底核、そしてその辺縁に位置する大脳辺縁系となっています。**間脳**には**視床**と**視床下部**があり、前者はにおい以外の

すべての感覚が集まる中枢であり、中継点です。後者は脳幹と同じように、自律神経と意識の中枢です。**基底核**は小脳とともに運動の調節をしますが、小脳が主に動作時の筋肉の緊張を調節しているのに対し、基底核は主に安静時の筋肉の緊張を調整します。じっとしていて手が震えているパーキンソン病などは、この部分に関連する障害の代表疾患です。**大脳辺縁系**は、視床下部や視床および基底核などに働きかけて、こころの形成や自律神経の働きなどに中心的働きを持つ部分です。

3　高次脳機能

知能や行動は、単なる感覚や単純な手足の動きだけでは達成されません。感覚を認知統合し、目的に合った動きに変換していかなければなりません。**高次脳機能**とは、五感を積み上げ統合し、コミュニケーションや合目的行為へと変えていく過程に携わる精神機能の総称をいいます。この働きは、主に大脳新皮質とそこに情報を送る感覚の中枢である視床が中心となっています。一つひとつの要素的な筋肉の動きや感覚の働きは左右の脳が同じように担っていますが、高次脳機能はその内容によって機能部位が異なっています。

以下に高次脳機能の中身を簡単に表記します。（　）内は障害時の症状名です。

・言葉の理解と発話（失語）＝左側頭葉、頭頂葉、前頭葉

・声を出して読む、見て文字の意味を理解する（純粋失読）＝左後頭葉内側（脳梁膨大部含む）

・読み書き両方（失読失書）＝左大脳角回

・書く（純粋失書）＝左頭頂葉　漢字を書く＝左側頭葉後半

・意図的行為（観念運動失行、概念失行、観念失行）＝左大脳（左前頭葉、左頭頂葉）

・見るだけで意味が分かる（視覚失認）＝両側後頭葉、左後頭および側頭葉内側

・知っている人は顔を見るだけで分かる（相貌失認）＝（右）紡錘状回

・迷わず目的場所に達する（地誌失認、地誌的見当識障害）＝右紡錘状回、右舌状回、右海馬傍回

・左右の空間に均等に注意を向ける（半側空間無視）＝右大脳半球、右下頭頂小葉近位

・麻痺側の認知（病態失認）＝右大脳半球、その障害の急性期に多い

・対象の構成要素を把握し正しく合成する（構成障害）＝（右）大脳

・着物の着方が分かっている（着衣失行）＝右大脳頭頂、後頭葉

・覚える、思い出す（記憶障害、認知症）＝側頭葉内側、間脳、前頭葉底部
・対象に意識を集中し、物事を実行する（注意障害、遂行機能障害）＝前頭葉

（1）右脳と左脳

大脳の高次脳機能の左右差は、脳梗塞《のうこうそく》などの病気に罹患《りかん》した症例の検討から次第に明らかにされてきました。その中で、失語症を中心として高次脳の働きが解明されてきました。左大脳は優位半球と呼ばれ、右大脳にはない働きを担っています。ただし、左が右に対して明らかに特異的である働きは、言語機能と行為に関する働きだけです。種々の高次脳機能が考えられている中で、左大脳を優位半球と呼ぶのは、われわれ人間にとって言語と行為に関する働きが、その生活の中で非常に重要であると考えられていることによるのでしょう。

〈左脳の役割〉

会話　会話は言葉を聞き、理解し、考察、判断し、その結果として言葉を話すというプロセスから成ります。このうち会話の成立に重要な働きの部分が、言葉の理解と内容を

言葉に換える働きです。前者は感覚性言語中枢といわれ、左側頭葉の後半（ウェルニッケ野）にその働きがあり、後者は運動性言語中枢といい、左前頭葉の下方（ブローカ野）にあります。

読み書き　左大脳には、文字の視覚的・聴覚的記憶や、情報およびその情報の処理に関する働きがありあます。前述の左頭頂葉の下半分（角回）、ウェルニッケ野、ブローカ野などにその働きがあるとされます。

行為　行為の障害にはいろいろありますが、その代表が失行です。これは、麻痺・失調・感覚障害などがなく、指示の内容が理解でき、物品の認知（意味理解）もできるのに、目的に合った動作を正しく行うことができない状態をいいます。ですから、この障害が出現すると、手はかなうのに、いままで使えていた道具が使えなくなったりします。

〈右脳の役割〉

視覚性注意　右大脳の障害でまず挙げられる症状が左半側空間無視です。左右の大脳には、各々半対側空間への注意を向ける働きがあり、それらは互いにその働きを抑制し合っていると考えられています。右頭頂葉を中心とした障害時には、この症状が高率に見られます（左大脳の障害でも同様の症状は見られることがあります。その場合は右半側空間無視となります）。この症状が見られると、食事で左側に置かれた食べ物を残したり、歩いていて左側の物や人にぶつかったり、右側に寄って行ったり、座っていても右に傾いたりします。

地誌的認知　位置や場所関係、方向などを憶え、理解し、思い出したりすることの働きで、方向感覚の働きといえます。これが障害されると、自分が今いる場所は分かるのに、これから行く目的地の方向と場所が分からず、道に迷ったり、違う場所に行ったりします。

空間情報処理　左大脳は言語内容の情報の処理と表現に関して優位なわけですが、言語以外の情報処理、空間から得られる情報についての能力は右大脳の影響下にあります。たとえば、その障害では線や模様の方向、衣服と体の定位、積み木の構成や組み合わせ、複雑な図形の描画などができなくなります。これらのことは、たとえ同じような表現でも、その仕方によって違いがあるわけで、この違いを認知あるいは表出することにつながります。

言語機能においても、右の脳には言葉の発音にその強調や調子を整える働きがあります。歌をうたうときや音の調節にはメロディーやピッチが大変重要です。この点で、右大脳の

表1　左右大脳の主な働き

左脳に優位な働き
①言語機能　　会話　読み書き
②行為
右脳に優位な働き
①視覚性注意
②地誌的認知
③空間情報処理

障害では、適切な音の強さや強弱がとれません。一方、左大脳半球症状でブローカ失語を呈する例でも歌唱能力は障害されないことが報告されています。

表1のように、左と右の違いがあげられますが、この中で脳の一定の限られた場所に特異性が最も高く共通するのは、左大脳の会話、読み書き、行為に関する働きです。一方、右は前述のように、見て、触って、聞いてなど感覚を処理する、あるいはその感覚を受けて何らかの形で表出し、行為に移す過程を調整する働きに関わっている部分が多く見られます。

私たちの日常では、絵をかいたり、映画や音楽鑑賞をしたり、演奏したり、歌ったりすることを例に挙げて、芸術の脳とよくいいます。日常生活においては服飾、生活雑貨や生活環境等、生活嗜好に関する表現など、いわゆるセンスに関わる脳といえます。このような働きの違いから、総じて左は情報に基づいた人の生活や仕事の基本を、右はその質や表現の仕方に関わる要素を担っているといえるでしょう。

(2) 対人関係にみる大脳機能

右大脳の働きについてもう少し見ていきましょう。特異的機能局在という意味では、左大脳に比べて右大脳機能は明確な点が少ないといわれます。この点は、分かりやすくいうと個人差が大きいことを意味しますので、芸能や芸術、音楽などの才のあるなしなどが例えられます。一方、われわれの日常における右大脳の重要性は、言語を中心とした左大脳機能を調整する働きに代表される、社会性や人間関係に必要なこころの形成と表現の調節にあります。

会話は発語という手段で言葉の意味を伝える手段ですが、伝わるのは言葉の意味だけではありません。その表現の仕方にはいろいろあります。たとえば、病院で患者さんをお見舞いに来られた方が「○○さんは、この病棟に入院していますか?」と問われた場合、言い回しにはいろいろなパターンがあります。控えめな言い方、語気を荒げた言い方、急いだ感じ、イライラした雰囲気等、そこには言葉通りの意味以外に声のイントネーション（抑揚）、リズム、音量、音域といった表現方法に関わる調節があり、そのときのこころの状態に影響されます。

また、その表現の意図も別のところにあることもあります。言葉のニュアンスなどとよくいいますが、「入院されてますか？」の意味は、「部屋が分からないので教えてください」ということや、「病院のスタッフだから、当然、患者さんのことは分かっているだろう」といった意味を含むこともあります。あるいは、自分がいま使いたいボールペンを忘れたとき、「ボールペン持ってる？」と他人に聞くときは、額面通りの意味の裏に、「ボールペンを忘れて、持ってないけど、いま必要だから貸してくれないか」といったことを意味することがよくあります。

この場合、たいていの人は、どうしてそんなことを聞くのかという説明をいちいち求めず、相手の言葉の表現や顔の表情や状況、あるいはその場の人間関係（こころの距離）などを感じて理解し、ボールペンを差し出し「あるよ、ほらどうぞ」と意思の疎通ができることが多いはずです。しかし、なかにはこういった意図することを理解できない人もいます。言葉の表現も調節一つによって相手への伝わり方が違ってくることは、皆さんよく経験されていると思います。

右大脳の働きは、このような表現に関わる認知や表出において調節を優位に行っています。言葉以外でも、目で見た感覚をどこまですばらしいと思ったり、きれいだと感じたり、その解釈が人によって異なったり、その光景を表現する写真の撮り方や絵画の描き方、手振り身振りの表現方法などにも関わってきます。

物を感じたり表現することの中心は、こころ（感情）です。あらゆる刺激はこころに訴えられ、あるいはそこから何らかの行為に及ぼうとするものが表出されてくるわけですが、右大脳はその過程（五感、知能、こころをつなぐ神経ネットワーク）での調節に関して、左に比べて優位に携わっている可能性が高いのです。ですから、その人らしいこころの表現に関わる働きを持つといってよいでしょう（もちろんその情報の処理には左の働きが必要です）。この働きは、言語であれ、それ以外の手段であれ、コミュニケーションの仕方に影響します。物は言いようであり、物は考えようといわれますが、その結果は人間関係（こころの距離）をつくり上げるのです。「協調性はないし、人の気持ちが分からないやつ」と言い放たれたり、「魅力があるし、こころが優しい人」と評されて親密になったり、「冗談が通じない、ダメダメ」と突き放されたりすることになるのです。

今時の教育に鑑みると、詰め込み、押し込み、やらされ教育が目立ち、計算や知識、理詰めの考え方ばかり教えられ、左の脳は鍛えられても、右の脳は放っておかれ、教育にとって考える脳（左大脳）は取り合われても、考えない脳（右大脳）は取り合ってくれない無機的対応が続いているように感じます。そんな状況で豊かな人間関係が育つのだろうかと疑問に思わされる昨今です。いずれにせよ、このように社会性や個性、その人の生き方に関わってくる要素を右大脳は持っているのです。

以上、高次脳機能を大雑把に見てきましたが、これらの働きが思うように機能するには脳の器質的健全性がなくてはなりません。脳卒中（脳梗塞、脳出血）になると、手足の麻痺に加え、程度と場所に応じて種々に症状が出てきます。ある程度の小さい病変なら次第に改善し、日常生活にはあまり支障がなくなりますが、繰り返したり大きくなったりすると、その人らしい生活ができなくなります。寝たきりになる原因の第1位は脳卒中であり、その約40%を占めます。他の原因疾患（骨折、内科的疾患他）と比べても格段に多く見られますが、生活習慣病と同様、脳卒中の多くも予防できますので、日ごろから健康管理には気をつけたいものです。

4　脳とこころ

猿人《えんじん》といわれる私たちの祖先が、数百万年の月日を経て現代に至る間に、脳は400～500gから1300gと3倍近く大きくなりました。個体発生は系統発生（進化のプロセス）を繰り返すといいますが、私たちの脳は系統発生的に古い部分に新しい部分が積み重なって形づくられており、進化の過程がぎゅっと圧縮された歴史が詰まっています。

精神機能や行動は、このような新旧の層構造をなす神経細胞の連携で形づくられ、コントロールセンターである脳の側を中枢側（上位）、手先足先の方を末梢側（下位）とすれば、その間を神経の連携でつなぐ構造となっています。この連携された神経細胞群は、より上位側に位置する神経群が下位の神経群を支配する機能を担っています。ですから、脳幹や間脳は大脳辺縁系の支配を受け、大脳辺縁系は大脳新皮質の支配を受けます。

この点は、建物や組織づくりの構造と似ています。現場で働く人間がいて、それを監督する人がいます。そして現場監督は、会社の幹部が決めた経営方針に従って作業を進めていきます。会社の幹部は偉いのです。ただし、いくら偉くとも、現場の情報や業績が得られなければ会社の運営はできません。基本的運営には現場がなくてはなりません。

神経の働きもまったく同じことです。上位が下位をコントロールしているといっても、下位が支える機能構造が基本です。こころの活動は大脳辺縁系が中心的役割を果たしていますが、それは人間らしさを支える基本ともいえます。

このようにこころは大脳辺縁系が中心となり、これに基底核および間脳を形成する視床や視床下部の働きがあいまって、その基本である感情や欲動を形づくります。そこにどんなプロセスがあるかについては、まだ明確な見解が出ていません。ただ、大脳辺縁系を構成する核（神経細胞の集まり）の一つに**扁桃体**《へんとうたい》という構造が側頭葉の内側にあります（図11）。この扁桃体に感情に関する情報が集められ、快か不快かを基準に選別し、その後、さらに周辺部位（視床、視床下部、脳幹、基底核、大脳皮質）に伝わり、次第に具体的感情となっていくと考えられます。

この過程で視床には**心情的感情**の機能が、視床下部には**生命感情**の機能があるとされ、意欲、気力の情報は基底核を通して前頭葉に伝わり形づくられます。視床や視床下部は感覚や自律神経の働きに関わる部分ですから、感情はこれらの働きに影響し、あるいは逆に影響されることがよくあります。嬉しいと力が湧き、嫌な時は体が重くなり、怒ったり緊張したりすると興奮して心臓が高鳴ります。この点、知能は高等感情での影響はありますが、普段は自律神経の変化を伴うことはあまりありません。学習してそのたびごとに冷や汗をかいたり、顔面が高潮したりすることはないのです。

もしこんなことがあると、集中できず頭に入るものも入りません。考え、想像し、判断する場合は、知能に最も重要な働きをする前頭葉がこころのコントロールをしています。対象への注意力や判断力を高め、こころには波風が立たぬよう抑制をかけます。これが意識して行われると、「理性を働かす、理性で抑える」ことになります。

こころの変化は体を動かすエネルギーです。それだけに命への関わりがとくに強い事柄に見る基本的感情からは、一段と強いエネルギーが発せられます。たとえば、恋愛中の異性を思う気持ちから生まれる会いたい気持ち、空腹のときの旺盛な食欲、子や孫を思い守ろうとする気持ち……などなどがそれです。生きていなければ考えることもできないわけですから、考えるエネルギーよりも、生きるためのエネルギーが大きいのは当然のことかもしれません。

ただし「三度の飯より好きな……」と言われるように、知的満足度や目的達成時に得られる幸福感には個人差があります。高等感情の育ち方とそこから来るエネルギーの大きさ、これが人生の違いを生み出します。この違いに大きな影響を与えるのが環境です。つまり、幼少時から情報源としての環境や人間関係のあり方が、知能や高等感情の違いとなり、その結果、どんな大人になるかを決めているのです。

図12-1　大脳の溝と回

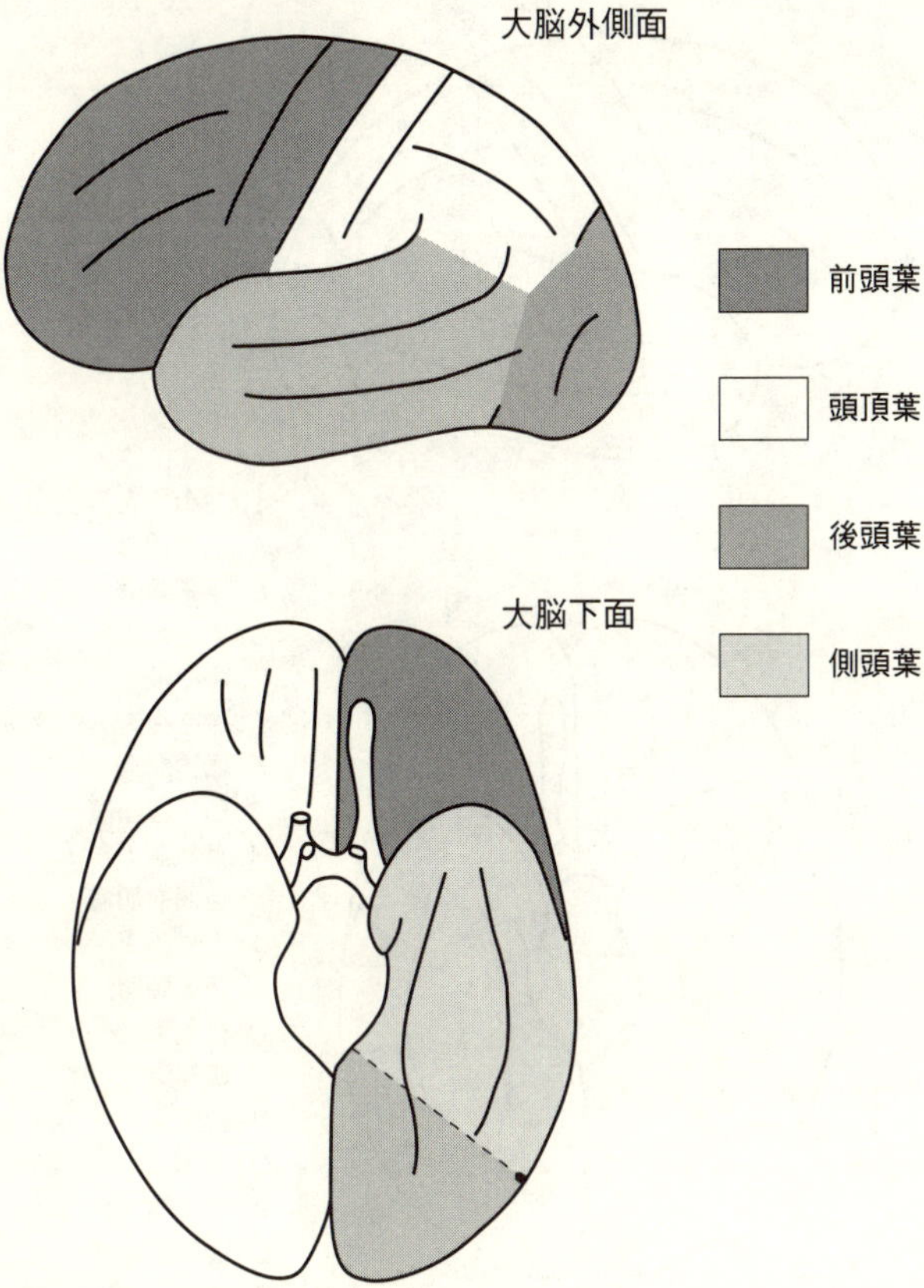
大脳外側面
大脳下面
前頭葉
頭頂葉
後頭葉
側頭葉

図12-2　大脳の溝と回

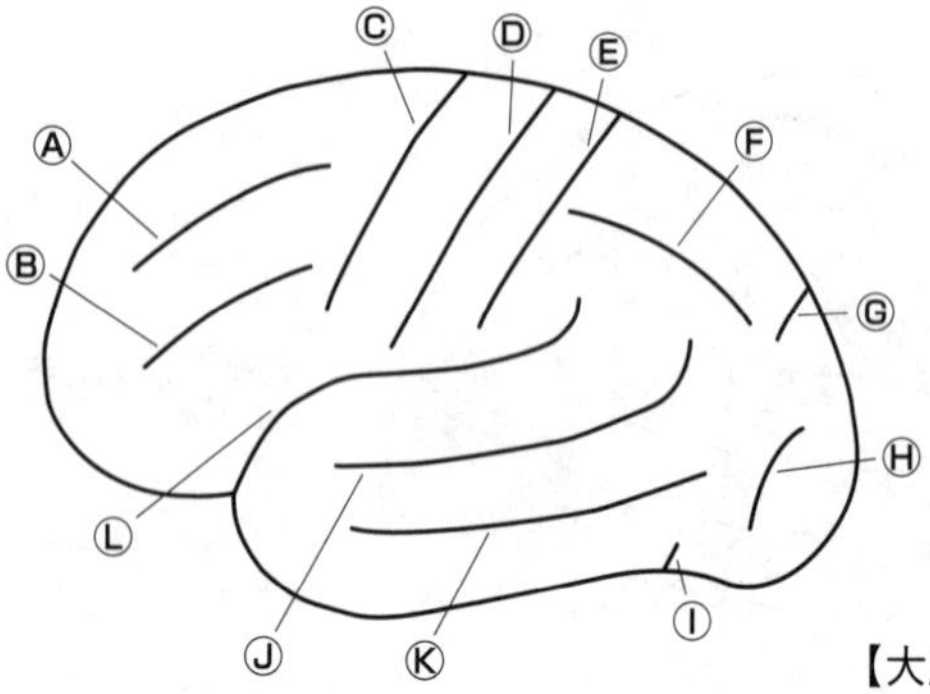

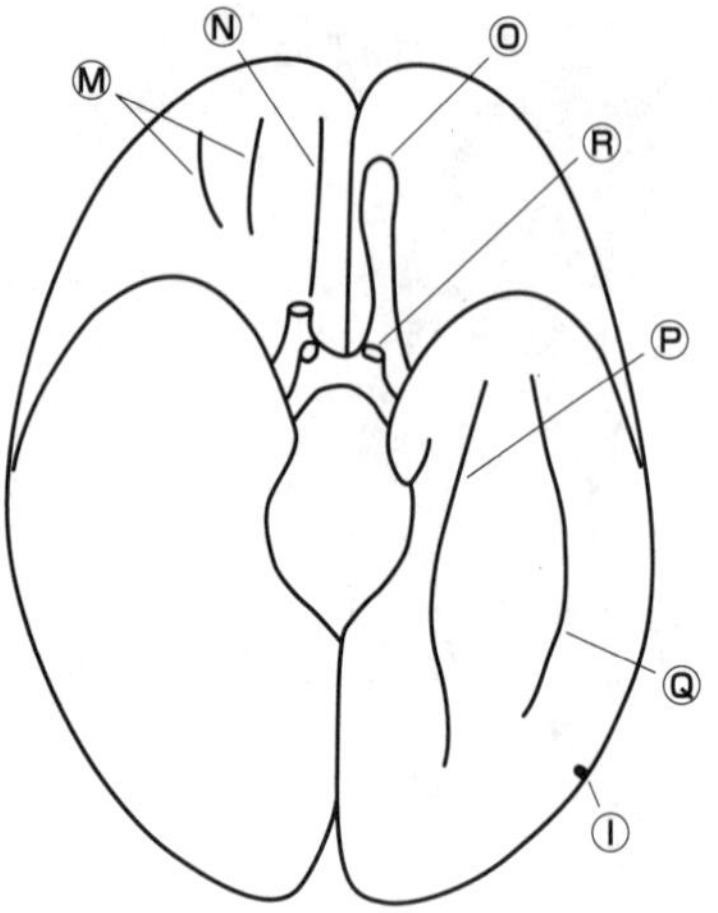

【大脳の溝など】

A．上前頭溝
B．下前頭溝
C．中心前溝
D．中心溝
E．中心後溝
F．頭頂間溝
G．頭頂後頭溝
H．月状溝
I．後頭前切痕
J．上側頭溝
K．下側頭溝
L．外側溝、シルビウス裂
M．眼窩溝
N．嗅溝
O．嗅球、および嗅索
P．側副溝
Q．後頭側頭溝
R．視神経（断面）、視交叉
　およびび視索

図12-3　大脳の溝と回

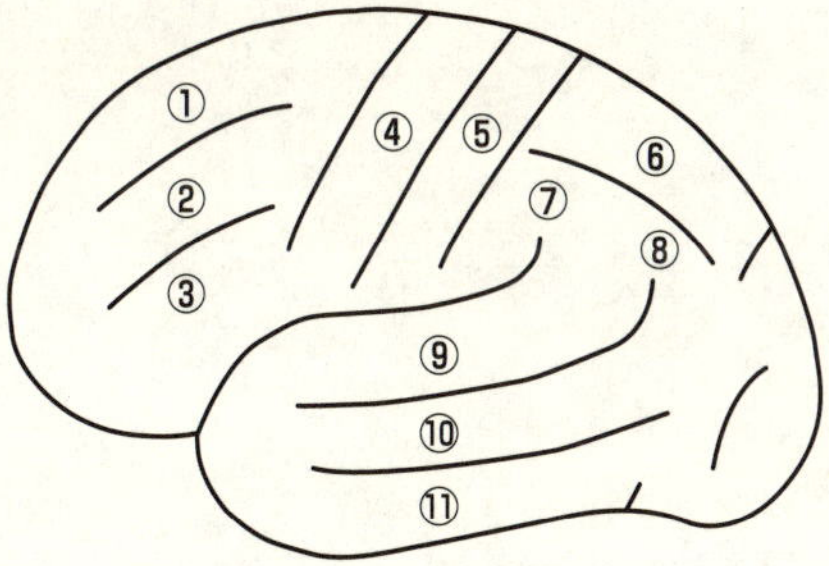

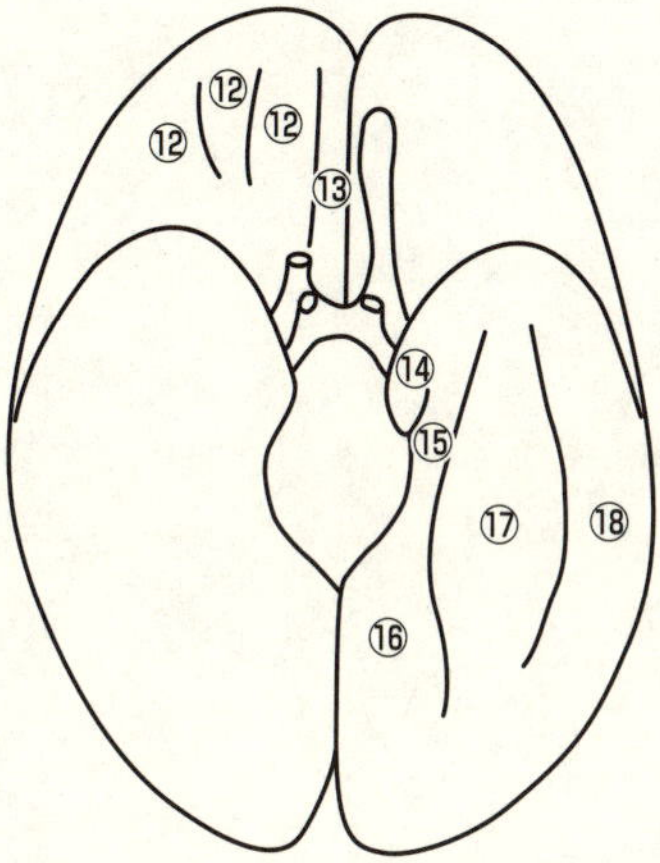

【大脳の回】

①. 上前頭回
②. 中前頭回
③. 下前頭回
④. 中心前回
⑤. 中心後回
⑥. 上頭頂小葉
⑦. 下頭頂小葉、縁上回
⑧. 下頭頂小葉、角回
⑨. 上側頭回
⑩. 中側頭回
⑪. 下側頭回
⑫. 眼窩回
⑬. 直回
⑭. 鈎
⑮. 海馬傍回
⑯. 舌状回
⑰. 内側後頭側頭回、紡錘状回
⑱. 外側後頭側頭回

第三章

老化――私たちの行く道

1　脳の生理的特徴と老化

人の脳は重さが1200～1400gほどで体重の2％余りです。その重さのピークは女子で16～18歳、男子で19～21歳であり、その後、次第に減少します。50歳ぐらいまでは変化がさほど目立たないものの、それ以降、10年に約2％ずつ減少し、20歳時と70歳時では約90gの違いがあります。この脳萎縮は主に神経細胞の減少としてすべての部位に見られます（一説には1日10万個の割合で神経細胞が死滅するといいます）。ただ、細胞の減少は脳のあらゆる場所に同じように見られるわけではありません。細胞の強さに違いがあるからです。細胞減少の主な部分は大脳皮質です。

これに比べて脳の中心に近い部分や脳幹は減少が少なく、60歳以降では脳幹の減少率は大脳の10分の1ほどであるといわれます。また、大脳の中でも感覚や運動に直接関与する部分（一次運動野《や》、一次感覚野、一次視覚野、一次聴覚野）の萎縮は軽いようです。発生学的には、個体発生的にも系統発生的にも発生のより早い脳の中心部（古い部分）ほど萎縮を免れ、新しい部分である大脳皮質（とくに大脳の前の部分）は萎縮が進みやすくなっています。

これは生命維持の観点からみると、自律神経の制御に関わる脳幹・間脳など中心に近い部分ほど萎縮から逃れていることになり、生きる本質にかなっています。たとえば、お酒を飲んで適度に酔った時を考えてみてください。気が大きくなり、喜怒哀楽が強く出たり、普段言ってはいけないことを言ったり、はたまたスケベになったり……。これは大脳皮質の働き（理性）がアルコールの作用により障害される一方で、大脳辺縁系や間脳の基本的なこころの営みは障害されず、理性という抑制から解き放たれた、あるいは倫理観や道徳観といった高等感情が薄れた状態です。顔が赤くなったり、脈が速くなったりはしますが、通常の飲酒で脳の中心が障害を受け自律神経が破綻をきたし命に関わるといったことはありません。酔っ払った時の言動は、神経細胞の働きの強弱の結果みられる状態なのです。

脳組織の血流、酸素の消費、エネルギー源である糖の消費、いずれも加齢に伴う形態的変化にほぼ比例します。脳は血流をたくさん必要とします。重さは体重の２％程度ですが、血液の流れや酸素や糖の消費はともに体全体の20％前後にもなるのです。年をとると、体の臓器は動脈硬化によって血の巡りが落ちます。脳も例外ではありません。脳の中でもその需要が高い部分が大脳の表面、知能をつかさどる大脳皮質です。需要が多い部位は、供給が下がればそれだけダメージが大きくなります。ですから、年齢とともに血流が低下することは、流動的能力を中心に知能の低下にもつながります。このことはとくに動脈硬化の進み具合と比例します。

この脳血流については、前頭葉、海馬《かいば》傍回などで加齢とともに血流が低下するのに比べ、基底核、視床、脳幹、大脳深部白質、小脳などではその変化は目立たないと報告されています。脳は血流を豊富に必要とする臓器ですから、血流低下は機能低下と関係があります。また、血流低下が長期にわたれば当然、細胞は死んでいくものが出てきます。前頭葉、海馬とともに記憶に大変重要な役割のある部位ですから、血流低下が病的に進むと影響が大きくなります。

血流が低下するから細胞が衰えていくのか、あるいは細胞の発生学的・生物学的特長として生理的脆弱《ぜいじゃく》性があるため経年的な細胞の衰えに応じて血流が低下するのか、それとも脳を使わなくなるから必要とされる血流も落ちるのかは明確でありませんが、いずれにせよ、この血流と萎縮は、新たに学習する能力が衰えることにつながります。ただし、学習能力（流動的能力）は低下はしますがゼロになるわけではありませんので、高齢者になっても学習はできます。やはり、要はやる気、こころ、といったところでしょうか。「為せば成る」はこころが支えているわけですから。

2　老化と精神機能

(1)　老化に伴う知能とこころ

老化は全身に起こってきます。われわれは生きていくための外界の情報を、その約80%を目で見て、残りの20%は耳で聞くことを中心に、触って感じて味わって生活を送っています。若いうちはそこに何の支障もなく、また五感の能力に関心をおかず、それが当然のこととして生活します。しかし、年をとってくると、細胞の可塑《かそ》性の低下をきたし、機能も喪失することになり、不安が訪れます。

この加齢による変化（老化）は、機能の低下という面で見ると、一般的にはまずそこに体力の衰えが訪れはじめ、次に老眼や白内障など視力の低下が目立ってきます。これに老人性難聴となって耳が聞こえにくくなり、同時に皮膚は弾力が低下し硬くもろくなって、触覚は鈍ります。これらはすべて脳の衰えの原因になる外界情報の減少につながります。

一方、脳では新たに記憶する能力が落ちやすくなります。この記憶力の低下の理由は、

図13　老化と精神活動

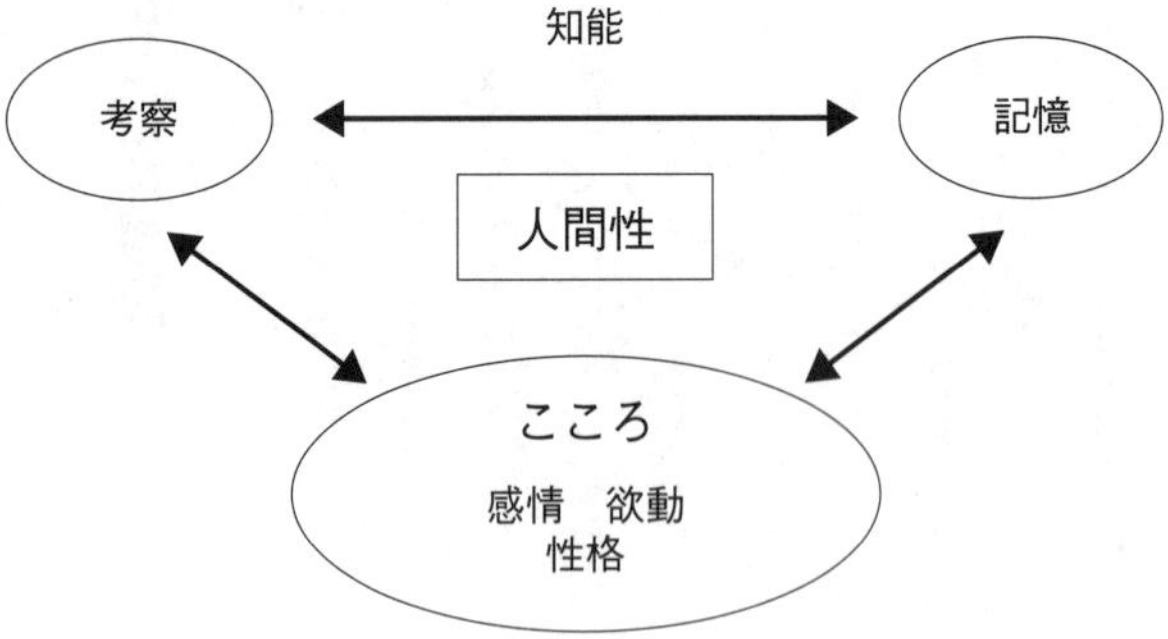

外界情報（刺激）の減少自体が脳を使わないことになり機能低下を招くためと考えられることや、高等哺乳類でとくに発達してきた記憶にたずさわる前頭葉や海馬の働きは、脳の系統的発生から見て、生きる本質からは遠いため、生物学的に脆弱に出来ていることを表わしているためである、などといわれています。

いずれにせよ記憶の低下は情報量の減少となるわけですから、新たな情報をもとに行われる考察力、判断力や想像力も加齢とともに低下してきます。このため、知能は流動的能力を中心に加齢とともに低下することになります（図13）。

では、こころのあり方はどうでしょう。

普遍的要素を持つこころにも欲の低下を中心に低下が見られます。高齢の方々が「なんか、やる気がせん」「若いときには、もっと気力があった」とよく口にされるのを耳にします。しかし、ここで少し違いがあります。年をとっても生きていかなければなりません。その生きる気持ちを支えるのはこころです。ですから、こころは私たちが外界と接触を持っている限り、刺激があれば感情を中心に残される面が多いのです。高齢者になり多少欲動や気力に変化が出ても、基本的感情のベクトル（方向性と量）は依然変わることがありません。「若い」と言われれば嬉しく、子供を見れば微笑ましくなります。年をとって知能を病的に傷害されると、認知症（痴呆症）となります。この認知症の方でも同じです。理由が何であれ、怒られたり怒鳴られたりして気分が良くなる人はいないですし、中傷されれば嫌な気がします。

一方、なじんだ環境や親しい人間関係はこころの癒しや生きがいになります。一人では孤独感がありますが、皆といればそのときは不安が薄れます。生きている人を見て、人と話して自分の存在を無意識に感じ、結果、自分も生きていると覚えます。知的低下をきたしやすくなることや、いま生きている情報の構成も外界からの情報が少なくなることで、高齢者の生活では、こころのあり方や内面的世界が大きな意味を持ち、それが人となりとしての精神機能（人格）の決め手となります。ですから、高齢者ケアは理解してもらうより納得してもらうことが優先されるのです。理屈ではない、気持ちの問題なわけです。いわば、**高齢者の世界は精神世界（こころの世界）**です。ですから、高齢化を迎えるにあたり「**機能的低下ではなく、こころの世界への移行**」と考えれば、知的に劣るとか想像力に欠けるとかを負い目に感じる必要はないのかもしれません。

想像してみてください。公園で仲良し同士、それは楽しそうに笑顔満面で追っかけっこをしている子供が、われわれ大人より知的にも体力的にも劣るからといって、その生きている瞬間が不幸であるといえるでしょうか。不安のない、なじんだ環境でこころが安定し、人間関係が築かれていれば、人は幸せを感じながら生きていけるものです。そして、「年上の人を敬い、お年寄りには親切に」と子供のころ道徳の授業で習うのは、豊かな社会を築き上げ、今を生きていく命を与えてくれた先人に感謝すると同時に、その方々の生きる拠《よ》りどころとなるこころのあり方を大切にという教えなのです。

（2）高齢者の性格

高齢者の性格に関し、頑固、硬い、短気、怒りっぽい、保守的、自己中心的、などとよく形容されます。この「おじいちゃんは若いころはそうでもなかったのに、このごろ何だか……」と言われるその形容は、「このごろの若いもんは……」と同じで、いつの時代も変わらないようです。

年齢を重ねるに従う性格の変化は、病的な場合を除き、大きく分けて二通りあるといわれます。一つは、若かったときの考えや価値観の偏《かたよ》りがとれ丸くなり、円熟化する人。もう一つは、もともとの性格がますます顕著となり極端になる人。いずれも、従来の性格とまったく違った形になるわけではなく、環境の違いによって変化するものと考えられています。私たちがなりたい性格は、みんなに嫌われる（自己否定される）ことなく、みんなに好かれ受け入れられ（自己肯定され）、その生きている喜びを得ることにつながる性格です。ですから円熟した性格といえるでしょう。

この「環境」は、時代の流れに影響を受ける部分もありますが、自分自身でつくり上げることができる部分も多くあります。先ほど角が取れて丸くなるといいましたが、これを川原の石に例えてみましょう。山肌から落ちてきたばかりの上流の石は、そのものの形であり、他の石と触れ合うことなく、硬く尖った形をしています。それに比べて、下流の石はその流れ落ちてくる中で周囲の石と幾度となく接触を重ね、ぶつかり合って角が取れ次第に丸くなり、触った感じもあまり痛くはありません。時間をかけて形づくられる性格も、これと同じことがいえるようです。多くの人や自然と触れ合い、コミュニケーションによって人と人とのこころの絆をつくり、あるいは感性を磨いてこられた方は、その経験を通してこころが豊かな人格者になるとともに性格も円熟してきます。

人間関係や自然との触れ合いは、行動を起こす人それぞれの意思によるわけで、閉じこもっていては何も始まりません。このような外を向いた生活スタイルは、情報の獲得に始まり脳の知的廃用を防ぐとともに、こころの円熟にもつながっており、ライフスタイルの一部として若いときからの習慣にしておきたいものです。

3　老化と体力――速く歩ける人ほど元気――

体力は内容により、動く力としての**行動体力**と、生きていく力としての**防衛体力**に分けられます。行動体力はその要素として、筋力、持久力、平衡性、柔軟性、および全身協調性としての歩行能力の五つが考えられています。防衛体力は外界の病原に対する免疫能力や体の恒常性を保つ働きを指します。一般的に、高齢者が生活の中で体力がないというときは行動体力のなさを、病気に罹患《りかん》したときに体力がないといわれるのは防衛体力のことと考えていいでしょう。

精神活動の場合、加齢に伴って流動的知能から結晶的知能へ、そしてこころの世界へと変遷し、その変化は単なる低下に終わるわけではなく、質的に変化することを先に述べました。それに比べて行動体力は多くの場合、残念ながら20歳以降になると直線的に下降します（ただし、下降スピードは非常に個人差があります）。

この減少する体力に見る質的変化の特徴は、歩行能力への集束にあるといわれます。つまり、若年時に年齢的平均値はありますが、体力の五つの構成要素はそれぞれの関連性が低く、独立性が高いという特徴があります。ですから人により得意不得意があり、適性によっては飛躍的にその能力を伸ばすことができます。また、スポーツで多種目で争う総合競技などをみても、ポイントを稼ぐ種目とそうでない種目があります。たとえば、スポーツナンバーワン決定番組で、軽量の体操選手は驚異的な高さの跳び箱を飛びますが、綱引きではレスラーにイチコロです。レスラーはパワーはありますが、サッカー選手の持久走にはかないません。しかし、そのサッカー選手も体操選手には身軽さで負けてしまいます。このような個人差がある若年時の体力ですが、年を重ねるにつれ五つの要素は全般的に低

図14　歩行能力と一般的な体力要素の関係

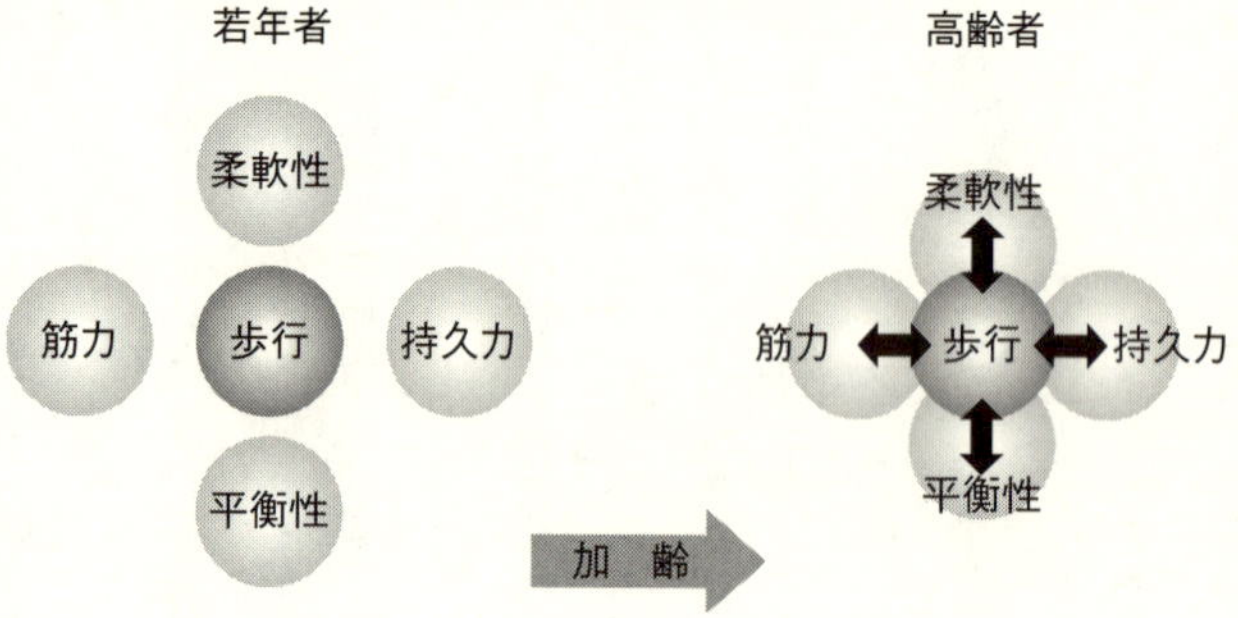

青柳幸利『高齢者の運動ハンドブック2002』より

下して、平均化されるようです。

　そして最終的に高齢者の体力は、歩行能力がそれを代表するものとなることが明らかとなっています（図14）。「年をとれば、飛んだり跳ねたりはみな同じ。あとはどこまで歩けるか」といったところでしょうか。

　この歩行能力の中で、自立度や防衛体力との結びつきがあり、日常生活の要素に反映されるといわれるのが歩行速度です。高齢者が自立した生活を送るためには、それに見合った足腰の強さが必要であり、その尺度である歩行速度を知ることは、これから起こる可能性のある体の障害や転倒の危険性を知ることにつながると考えられています。つまり、早く歩ける人ほど元気な生活を送れ、病気にもなりにくいというわけです。

歩行能力は、老化に伴う体力状態をよく表わしており、年をとればとるほど元気に歩ける力の重要性が増してくることになります。

4　現代社会と廃用

今の世の中は非常に便利なので、どこへ行くにも乗り物を利用します。高度文明化社会の恩恵を受けているわけですが、一方でその文明のために、歩行能力は奪われやすくなっています。

現代社会にあって豊かさや便利さを手に入れ喜んでいる私たちは、文明化が進むにつれ、生きる基本の体力づくりや健康から遠ざかっている側面があります。目の前に職場があるのに、車やバイクを使います。階段とエレベーターの前に来ると、エレベーターを利用します。わざわざ買い物に出なくても、通信販売やインターネットで買い物ができます。こういう便利な社会の中で暮らしているのです。当然、下半身を中心に筋力は衰えることが多くなり、突然、健康に目覚めて階段を昇りはじめたり、筋肉トレーニングを始めても、そこには息切れと筋肉痛と体力の衰えを感じる自分が残るだけです。若さは残っていません。ただし、ここにも個人差があります。

前述したように、高齢者の体力は歩行能力です。そして歩行（移動）は、外界からの情報を広げてくれますし、意識を外界に向けるため、自分の身体的・内面的問題を意識する機会も少なくなります。当然、このことは知的にもこころの面でも、痴呆や鬱《うつ》（気分障害）へと陥ることを防いでくれることになります。歩行（行動）は精神的健全性を保ち、そのことが再び行動へとつながります。ですから、時間に追われつつも、使わず弱っていくこと（廃用）につながるリスクファクターをどこまで意識し、どこまで時間をつくって対処するかで、精神的にも体力的にも私たちの老後の質は決まってきそうです。

このように、使わず弱っていくことを廃用といいます。これは体力に限ったことではなく、皆さんも何かにつけて「しばらくやってなかったら、ダメだね」となっていることでしょう。

高齢者も同様です。歩行が不安定で移動するのに時間がかかるからといって、車椅子やエレベーターを使いはじめると途端に足の筋力が落ち、歩行困難になり、結果的に自分らしい生活を失っていく方をしばしば見受けます。パーキンソン病や脳卒中に罹患しつつも何とか歩いていた方が、電動の車椅子を使用しはじめて途端に下肢の筋力が低下し、転倒しやすくなるケース。さらに、転倒しては危険だからと車椅子の使用頻度がますます多くなったりします。あげくに、体循環《たい》に影響する下肢の筋力はどんどん低下し、見る影もなくなってきます。このため下半身からの血の還《めぐ》り（静脈還流）は減少し、足の血の巡りは悪くなり腫《は》れが目立ち、心臓の負担は増えます（後述＝157―160頁）。歩かないことに、いいことはありません。病気が増える可能性はあっても、健康になれる可能性はないのです。

高齢者は若年者に比べて環境に影響されることが多いわけですが、それは生活スタイルから反映されます。「年寄りを、大事にしたらいかん」。これは、ある保健師が一人暮らしで田舎暮らしをなさっていた高齢者のお宅を訪問したときに言われた言葉です。この高齢者の方は93歳の男性でしたが、家事はもちろん、畑作業やペットの世話まですべてをこなされていたようです。もちろん、その生活ぶりは、一人暮らしを続ける拠《よ》りどころがあったからこそといえるわけですが、なるほどと納得させられるようなお言葉です。

ここでいう「大事に」とは、当然のことながら精神的な意味合いではなく、肉体的な意味合いが主です。この言葉を拡大解釈すれば、「年寄りは動いてナンボ、動かなかったらすぐ動けなくなるし、元に戻りにくくなって本人らしい生活を失う。だから、年寄りのことを本当に大事に思っているのなら、倒れるかもしれないから、事故を起こすかもしれないからと単に何もさせようとしない環境をつくるのではなく、その人の生活や行動パターンをできるだけ守りながら、安全性を確保する環境を整えていく努力を周囲の人間がすべきである」といった意味につながります。

心配だから、不安だからと、すぐにおじいちゃんおばあちゃんを施設に入所させたり、病気から回復しても病院からなかなか退院させなかったりする対応は、本人の人生や本人らしい生き方を尊重した対応というより、そう考えている家族の都合やエゴが見え隠れするように思えるのは私だけでしょうか。

介護の社会化が叫ばれ、高齢者を家族で介護する時代ではないとはいっても、そこにあるのは個性ある人間です。個性ある人間らしさ（尊厳）が保たれねばなりません。介護のスタイルが変わってきても、家族の絆からくる責任感に違いはないはずです。人間関係が希薄となりやすい今の時代は、家族としての責任の感じ方をも希薄にさせているのでしょうか。

5　性的役割分担意識と廃用

私たちが抱く夫婦関係に見る家庭像のイメージには、いくつかのものがありますが、NHK放送文化研究所の行った意識調査を見ると、その意識に時代の流れに伴う変遷がうかがえます。

夫婦にみる家庭の理想像についての質問で、

①　父親は一家の主人としての威厳を持ち、母親は父親を守り立てて、心から尽くしている（夫唱婦随）。

②　父親も母親も、自分の仕事や趣味を持っていて、それぞれ熱心に打ち込んでいる（夫婦自立）。

③　父親は仕事に力を注ぎ、母親は任された家庭をしっかりと守っている（性役割分担）。

④　父親は何かと家庭のことにも気を使い、母親も温かい家庭作りに専念している（家庭内協力）。

図15　理想の家庭

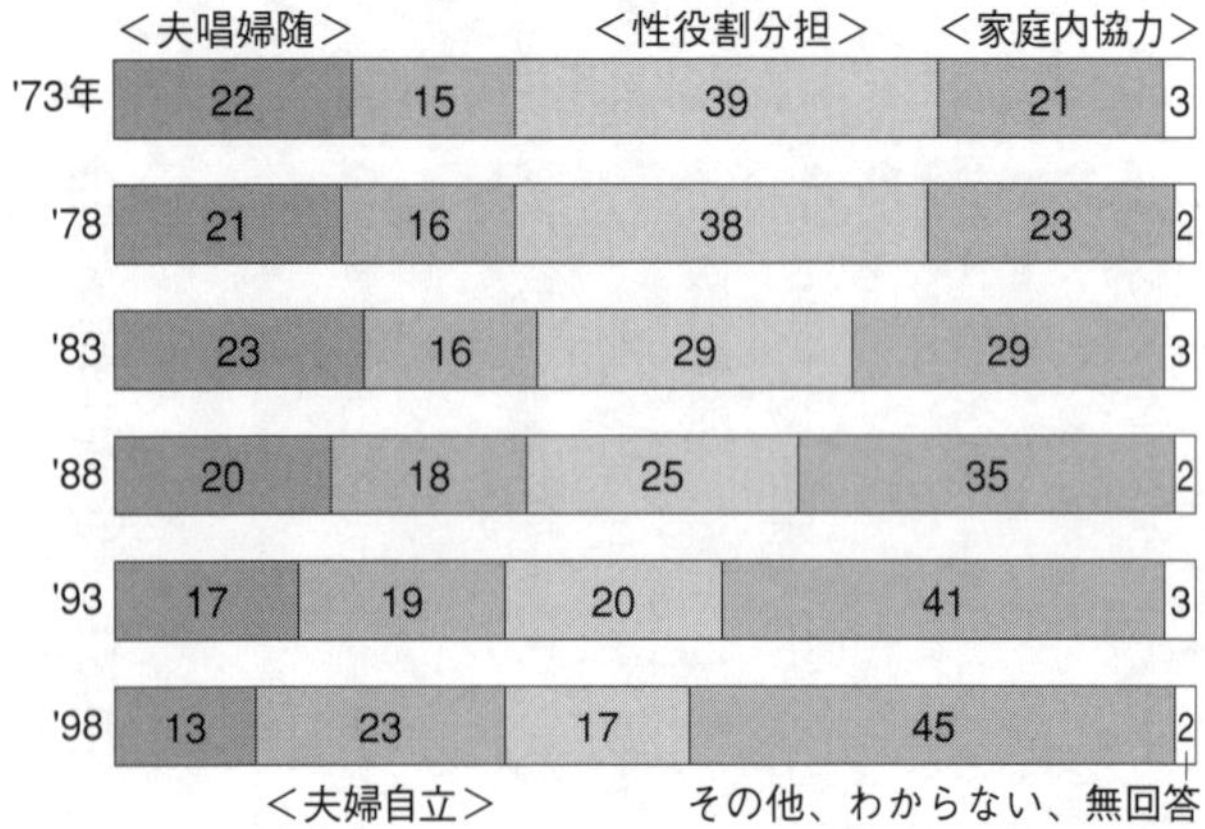

NHK放送文化研究所『現代日本人の意識構造』より

の四つの中から選んでもらうアンケートの結果を図に示します。

20年以上にわたる経時的変化でとくに目立つのが、『性役割分担型』の意識から『家庭内協力型』へと大きく変わってきたことです（図15）。これは年代別にみると、「夫は仕事、妻は家庭で家事育児」という高度成長期の日本に見る典型的な家庭像を持った世代が次第に高齢者となり、それに代わって40～50歳までの若年層が家庭内協力の夫婦のあり方に価値を感じるようになってきた時代の流れを意味します。

これから後期高齢者層へと進む世代の男性は、まさしくこの性的役割分担を認識してきた世代です。退職するまで多忙な仕事を要求される組織の中で、型通りの人間関係しか築けない生き方を迫られてきました。当然、家庭を守ってきた妻が持つような、隣り近所とのつき合いや仕事とは関係ない第三者とのコミュニケーションが得意なわけはありません。

ところが、退職後、その性的役割分担は変わってしまいます。いまや、女性の人権に対する意識の高まりとともに社会進出は目覚ましく、これは高齢者層でも同様で、ボランティアに参加される高齢者や、ＮＰＯ法人に見る高齢者は、その会員の多くが女性です。家庭の対外的なことや家事は引き続き女性が受け持ち、ご主人様は奥様がいないと何もできません。病院へも付き添ってもらいます。あげくに症状まで奥様が訴えられます。仕事を辞めても趣味を持っている人はいい方で、ちょっとした用事や散歩以外はあまり外に出ようとしません。こういった日本の高齢男性は珍しくありません。「妻は外出、夫は自宅で引きこもり」といった様相です。

とくにこのことは、後期高齢者となられている外来通院の男性患者さんを診させていただいて強く感じます。退職とともに夫婦の性役割は変わる傾向にありますが、そのことはことさらに意識されることがありません。高度成長期の中で健康を二の次にして働き続けた体は、退職後、環境の変化で運動量は極端に減少し体力は低下の一方です。気がつけば生活習慣病にさいなまれ、病気に伴う廃用状態も合併しやすくなっているのです。

体力面だけでなく精神的にも同様で、仕事の役職のような自己肯定できる要素は少なく、老化に伴う喪失の心理（後述＝次頁）から自己否定につながることが多くなり、うつ病に代表される気分障害をきたしやすくなります。脳に対しては外界からの情報や刺激が少なくなり、これまた使わず知的にも衰え、認知症を合併される方も多く見られます。このような問題は高齢者の生きがいに関わることですし、医療や福祉の面でも社会的損失となります。高齢者男性に問題認識が広まり、家庭内協力型の意識の高まりとともに老後の生活の中にある廃用の危険性が低くなることを願うばかりです。

私たちの職場は組織という社会です。退職という形で組織を離れ、初めて、社会と接点があるから生きがいもあったことに気づかされます。ボランティアなどの社会活動が根づきにくい日本の風土ではありますが、いろいろな形で現在の所属組織以外の人との人間関係を意識する習慣を持っていたいと思います。

6　高齢者の心理

「高齢者にとってはこころが大切、だからこころのあり方を大切にしましょう。人間はこころです」とはいっても、人生は不条理なものです。

高齢者の心理、それをあえて否定的に表現すると「**喪失の心理**」といわれます。退職により仕事を辞めて会社内でのポジションはなくなり、あるいは尊敬や敬意を集め信頼されていた社会的地位を失います。また、プライベートでは、体力気力が落ちてゆき、若かりしころの自分はいません。以前歩いた道も長距離は歩けず、新たな学習意欲も湧きにくくなります。人間関係においては、親しかった友人は入院したり亡くなったりで、身近な友達が少なくなります。そして、何よりも大切な両親、妻や夫を失うなどの試練が続きます。今までの長年にわたって生きるこころの拠《よ》りどころとなっていた存在が失われていく喪失体験が多くなります。

そしてさらに、——今から健康に生きられるのか。病気をして寝たきりになるのではないか。寝たきりになったら誰が看《み》てくれるのだろう。今の住居環境でこれからも安心して暮らせるのだろうか。年金はもらえるのだろうか。お金に困ってしまうのではないか――。健康や生活障害、経済的不安等のこれからの生きる不安、これからの喪失が続きます。ある意味の知的低下を余儀なくされ、こころのあり方が重要となる時期に、自己否定につながる喪失感が降りかかってきます。人生を生きていく中で、最も試練となる時期を迎えているのがご高齢の方々であり、私たちが将来、必ず行く道です。そして、なじんだ生活環境や生活リズムを奪われ入院、入所してこられる高齢者、障害者の方々に接しているのが、私たち医療福祉従事者です。このことをどこまで厳粛に受け止められているでしょうか。あるいは、今の日本の医療福祉教育がどこまでこのことに重きを置いて教育しているでしょうか。

よく「年寄りは入院したらボケる」といいます。後期高齢者となり、知的に落ちつつある人間が住み慣れた終《つい》の棲家《すみか》を失い入院し、そのこころに鞭《むち》打たれる状況となっているのです。人格の中核であり最後の砦ともいえるこころを傷つけられた結果、それは人ではなくなります。大声を出したり、徘徊《はいかい》したり、便をつついたり、暴力を振るったり……。本人はそうなりたくてなっているのではありません。まさしくそれは周囲の人間と環境が成せる業《わざ》です。**「ボケる」のではありません。「ボケさせている」のです。**

図16　加齢と抑うつ傾向

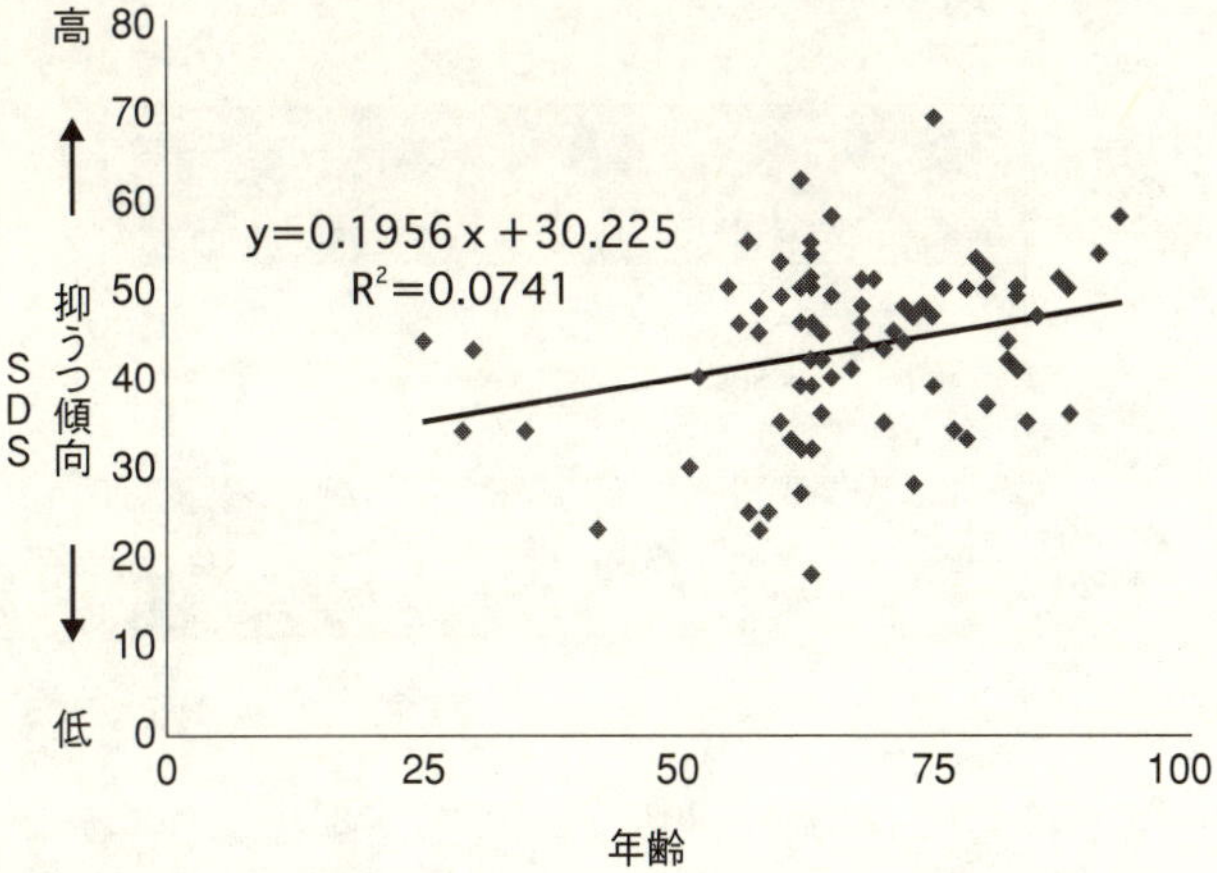

　このように高齢者の生活は喪失体験が必然的に増え、自己否定の連続となります。図16は私の勤務する病院の入院患者さんを対象とした抑うつ調査の結果です。アンケート形式で抑うつ度を数値化するSDS（Self-rating Depression Scale）を用いて調べたところ、加齢に伴い、次第にその点数は上昇していきました。このことで加齢と抑うつ傾向の間には正の相関関係が見られ、やはり高齢者になるほどうつの傾向が強くなると考えられます。また、高齢のうつ病患者さんの中にはうつ気分が明確でない方や、うつ病であってもうつ症状以外が主症状となって見られる方が多くいます。

　つまり、この検査で明確化されていない

図17　入所者・通所者別にみた抑うつの比較

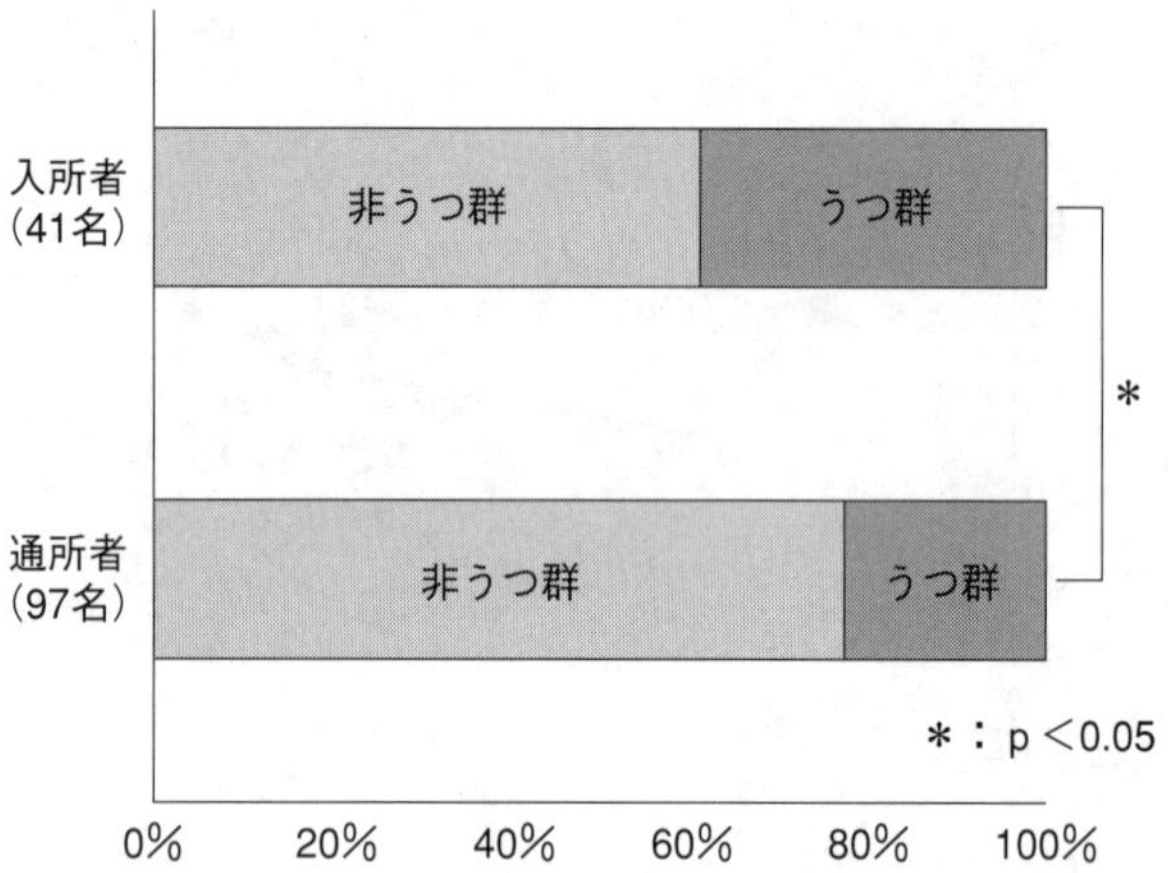

うつ病あるいはうつ状態を合併された方が数値以上におられるということであり、実際は非高齢者と高齢者の違いはさらに顕著になっている可能性が高いと思われます。入院入所という行動抑制は、体力を低下させることが多いわけで、そこに気力を落とすうつを合併すると、さらに低下が著しくなります。うつを含めて入院や罹患に伴う不安感、焦燥感、恐怖感などが継続しても同様であり、体力だけでなく、知的クライシス（危機）を迎えつつある高齢者の人格にも大きなストレスとして影を落としています。

　図17は、同介護老人保健施設を利用されている高齢者さんのうち入所されている方

と、デイケアに通所されている方のうつ合併をGDS（Geriatric Depression Scale）という高齢者用の抑うつスケールを用い、調べたものです。

この結果では、入所の方のうつの合併は通所の方に比べて有意に高く認められています。通所の方々は、ほとんどが自宅から来られています。自宅には、家族の方をはじめ、その方の生き方や好み、安心感、生きてきた喜び、歴史等、人を支える、生きる気持ちを支えるたくさんの精神的要素があります。それはすべてがこころを支えてくれる要素です。一方、入所者の方はその要素があまりありません。生きる拠りどころを剥ぎ取られて、まさしく病室の壁のように支える拠りどころのない、日ごとに暗く汚れることはあっても、輝きを増すことのないこころの状態といえるでしょう。このことは、自分の住み慣れた生活や時間を奪われた方と、そうでない方のこころの違いを表わした結果と考えられます。

おじいちゃんおばあちゃんが、どんなに活気に乏しい元気のない生活を送っていても、誰しも生きる輝きを取り戻せる瞬間――それはお孫さんとのコミュニケーションです。命が受け継がれた感激や生きることの喜びなど、基本的感情から高等感情につながる変化が湧き起こります。これに新しい人間関係を獲得することができた喜びも加わる孫の誕生は、大きなエネルギーとなります。「年をとって、夫婦二人の生活は全然笑うことがなかった。

最近、これほど楽しい笑いのある時間を過ごしたことがなかった。ほんとにありがたい。また来て遊んでよ」と近所の老夫婦が孫との時間に生きがいを見出しています。これらの感情的変化は生きる拠りどころの獲得となり、陰鬱な生活を吹き飛ばします。

孫の誕生は誰でもが得ることはできませんが、人間関係の新たな獲得が喜びであることに理解できるように、喪失の心理を克服できるのは獲得の心理です。年老いて経済力がなくなっても、体力がなくなっても、友人知人など新たな人間関係は、高齢者にとって非常に重要な獲得し得る生活の要素であり、こころの世界を支えることができます。

第四章

老化とケア

これまで何度も述べてきたように、高齢者の世界はこころの世界です。とすれば、高齢者の生活の中で具体的にこころを支えるものは何なのか。それを知ることが、私たちのこれからを支えるものであり、高齢者のケアのポイントであると思われます。

1　脳の活動からみた高齢者の世界を支える要素

(1) 結晶性知能の充実

生殖機能の衰えとともに、あるいは第三世代の誕生とともにその世代の生き物は生物学的存在意義を失う、と冷たくいわれます。これに関し、私たち人間は他の生物とは異なり、そのあり方ひとつで大きな意義を持ってきます。

個人の意思にもよりますが、一つは知的能力において、結晶性知能の充実があり得る点です。超高齢の作家、画家、音楽家、医師など珍しくありません。この人たちの、世に言う『人生はすばらしい』論を聞くにつけ、その気になれば年齢を重ねてもますます輝ける可能性は誰でも持っているのでしょう（ただし、人生は点ではなく線であり、何事も継続です。また、人生には不条理な部分があり、こういう点が難しいところですが……）。

私たちは人間としての価値をどういった点に見出しているでしょう。世に表彰され長きにわたり賞賛し、称えられているものにはどんなものがあるでしょう。身近なところでは、感謝状、功労賞などの仕事や役職、社会奉仕についての表彰。有名なものでは、文化勲章、人間国宝、あるいはアカデミー賞などなど、その多くは新たに学習する能力に対する賞賛ではなく、それまでの経験から培われた能力からもたらされた結果に対してではないでしょうか。小学生や高校生などの場合は、いくら記憶力があり賢いといっても、このような長きにわたっての賞賛とはなりません。経験と継続により得られる知的能力こそ貴重であり、英知の結晶として尊敬されるものと認識しているのです。また、世に言う先生あるいは師匠と敬意を表し呼ばれる立場を考えてください。教師、医師、弁護士、理美容師、大工さん、習い事の先生など、やはり結晶性知能の充実とその継承が尊敬の対象となってはいないでしょうか。

もちろん、こころの円熟も平行し、この知能や経験が高等感情を育て上げてきます。ですから、知的・経験的に充実している人はこころも充実し、すべてが統合されて、崇高な人格が形成されることが多いと考えられます。趣味を持ち、その趣味を通して人間関係を広げ、幸せとする。こういう世界が重要です。

図18　脳の層構造

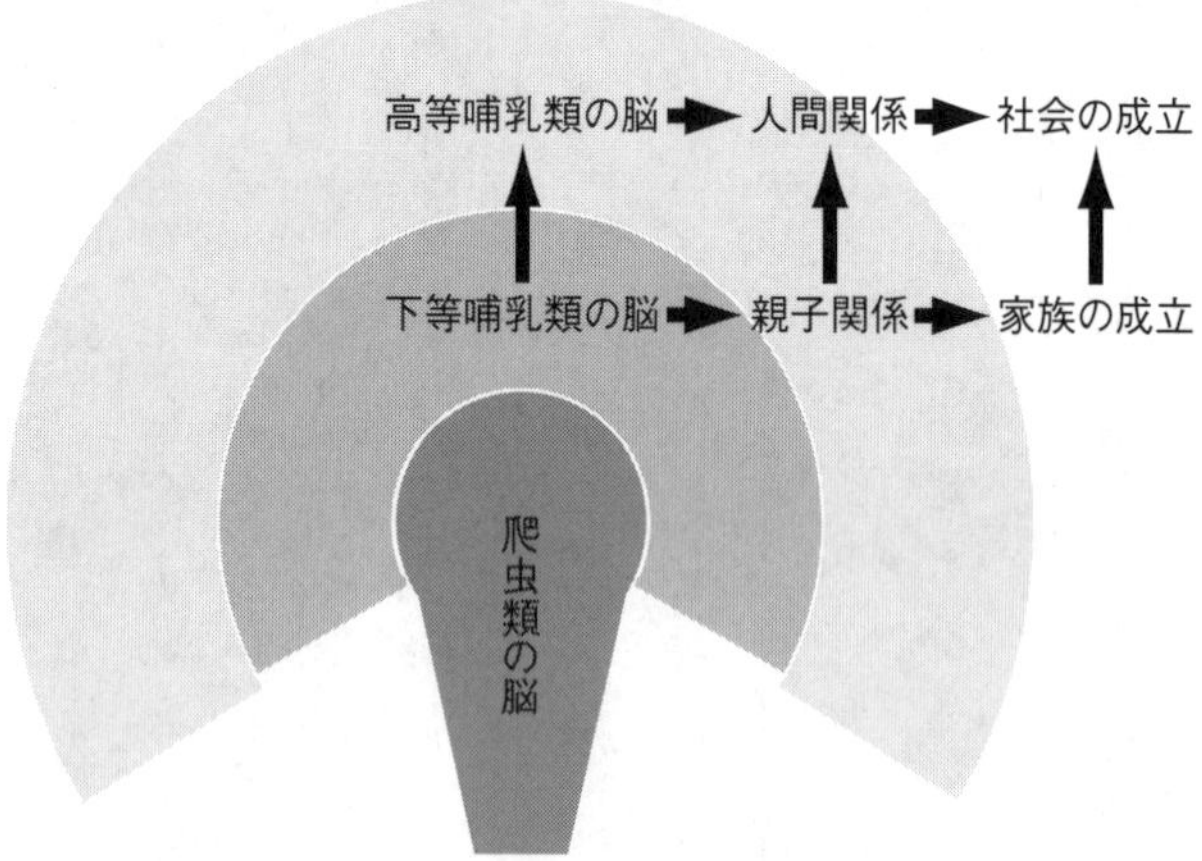

（2）人間関係にみる価値観の創造

結晶性知能の充実に加え、高齢者の世界を支える要素は、人間関係にみる価値観の創造です。

脳は脊髄の端が膨らみ分化したものですが、発生学的に層構造として考えられます。その中で図18の中心にある脳幹および間脳が最も古い部分です（62頁の図11を参照）。この部分は、進化の歴史を考えると爬虫類と共通する脳といわれます。次に出来たのが、こころの活動に重要な大脳辺縁系を中心とした比較的古い脳の部分で、犬猫など下等哺乳類の脳と共通点があるといわれます。そして最後に出来た脳が人間で最も発達した大脳皮質で、知能と行動の脳と呼ばれます。ですから、基本的なこころの形成は哺乳類には共通して見られます。

それでは、この哺乳類と爬虫類の違いは何でしょう。体温の違いでしょうか、皮膚の感じの違いでしょうか、あるいは骨格の違いでしょうか。その違いはまさしく、哺乳行為があるかないかです。例外を除き、爬虫類は卵を産んだら生みっぱなしで、あとは何もしません。卵が孵化しても、幼弱な時期に栄養を与え親が守ることをしません。子供が天敵に食べられそうになっても関係ありません。

この点、哺乳類は子育てをし、外敵から子供を守ります。乳を与え、餌を与え、子を守り、天敵に襲われそうになったら親が身代わりになってわざと弱ったフリをし、敵の注意を引きつけたり、あるいは逆に非常に攻撃的になったりします。そこには、自分の子供に気持ちを寄せる親子の絆というこころの結びつきの喜びと、そのあらわれとしての哺乳行為や養育行為があるのです。行為は、そうしようとする意思や気持ちがないと起こりません。高等哺乳動物としての人間が生まれて初めて受け答える行為、それはこころの結びつきを求め与える哺乳という行為です。大脳辺縁系を中心とした構造がこころの基礎をつくり上げ、その働きの代表が命をつなぐこころの働きである哺乳行為であることは、自然に理解できます。

次に、哺乳類の中でも犬猫など下等哺乳類と高等哺乳類との違いは何でしょう。四足歩行と二足歩行の違いでしょうか。文明や文化を持つか否かでしょうか。

それは、個体同士の精神的関係からつくり上げられたルールのある社会、あるいは親子関係以外の個体間に精神的な結びつきや関係性があるか否かです。大脳辺縁系の外を取り巻くように発達した大脳皮質。知能と行動の脳は、今ある高度文明化社会をつくり上げてきました。あるいは、高等哺乳類といわれるチンパンジーやオランウータンなども、その立場的違いや組織の中での地位の違い、精神的距離感などを認知し、社会を形成しています。社会学が人間関係に関する学問であることで分かるように、社会とは人間関係によってつくり上げられ、人間関係そのものを表わします。ですから、大脳皮質は人間関係のためにある脳、社会を形づくるためにある脳と捉えることもできます。

人は一人ではその人らしくは生きていけません。その人らしく生きるということは、他人との人間関係の上に成り立つものです。このような社会の形成には原始の時代、食料の確保のために家族単位の構成から組織へとつながり形成され、そこに生存のための安心感を求めて構成人数を増やし、安心が得られればさらに満足を求めて文明へと発達してきた経緯があります。すなわち私たち人間は、大脳の深部でつくられる基本的なこころの働きを大脳皮質の発達とともにより発展させ、親子に始まる人と人との絆づくりを広げ、人間関係を絆（こころの結びつき）として広げていったのです。人間である意味は、人間関係が存在することにあります。このため、私たちが齢《よわい》を重ね、こころの世界へ導かれれば、生きる意味の本質である人間関係を得ることの価値はますます増してきます。

先ほどからの話にもあるように、喪失の心理から自己肯定へとつながる獲得の心理に導く人間関係の形成の重要性がお分かりいただけると思います。お金がなくても、若くなくても、家族を失っても、人間関係は新たにつくり上げ獲得することができ、生きるこころの支えとなります。

よく病院へ通い詰めているおばあちゃんは、病院外来で患者さん同士で気心知れた友達関係をつくっています。ですから、仲良しのお友達が病院へ来る日でないと、私に診察させてくれません。いつもと違う曜日に外来予約を取ろうものなら、絶対来てもらえません。「予約の日なのに今日は来てないな。どうしてだろう、お家で何かあったかな」と心配し、次の外来で来なかった理由を尋ねると、「この間は体の調子が悪くて病院に来れんかった。けど、お友達のみんなが家に見舞いに来てくれてずいぶん良くなった」と、どこが病院か分かったものではありません。

デイケアやデイサービスが行われ、寄り合っている意味も同じです。「今日もみんなで、話ができてよかった。やっぱりいつもの仲間がおったら安心やし、楽しい。何よりじゃ。けど、たまには病院の診察も受けんといかんじゃろう。今日、ついでに寄ってあの先生の顔も見て行こうかのう」といったところです。

認知症の方にとって、このことはさらに重要です。病状が進まれた方はまさしくこころの世界そのもので生きています。私たちの世界で通用する理屈（理解を求めること）は通りませんし、残念ながら理解力が大きく改善することもありません。老化ではなく、記憶し理解する力を障害された脳の病気です。

ですから、私たちの世界でいう正しい正しくないなどはあまり意味がなく、こころがうなずくことが正しいことなのです。かの人びとにとっての家族とは、最もこころのつながりが強く安心できるなじみの人間関係を指します。そのため、なじみの同室者やテーブルメイトとなった友達が、家族となります。赤の他人が妹や娘となって、こころの家族が出来あがります。こうなると、その方の精神状態は非常に安定し、問題行動や精神症状はさほど出ません。施設のスタッフとの関係にも同じようなことがいえます。患者さんと過ごす時間をできるだけ長く共にし、こころの距離を近しくしたスタッフのすることは、すぐに納得できるので、ケアがスムーズになってゆきます。

逆に、こころの距離が遠いスタッフ（というよりこころの距離を縮める努力の足りないスタッフ）が近づいてきて、「12時になりました。お昼だからご飯を食べましょう」と理屈を言っても納得してくれません。「あたしは食べたくないの」で終わりです。しつこく言ったら「何であんたみたいな他人に言われないかんの」と怒りだします。その隣で、仲の良いテーブルメイトが一言、「ねえ、○○ちゃん。お昼のご飯みたいやけど、行かんかね」と話しかけると、「うん、行く行く」とすんなりです。分かっていないケアワーカーは「可愛くないババー」と思うのが関の山です。

家族同士の関係もまた、同じことがいえます。普段から連絡も面会もめったにない家族が久々に訪れると、その関係は家族ではなく他人様です。家族が久々の面会で「おばあちゃん、元気にしてた？」と声をかけても、「あ、どうもこんにちは……。あんたはどちらさんですかねー」となるわけです。会話が途切れると、赤の他人ではあるけれどいつも隣にいるなじみ友達に親しく話しかけます。この光景を家族が見た後、おばあちゃんに向かって「おばあちゃん、この方は？」と聞くと、おばあちゃんは「これはあれよ、あたしの妹の○○ちゃんよ」

家族はこの話を聞いて、「おばあちゃん、さらにボケが進んだわねー」と言い合って悲観的になります。

ところが、この状況はなじみの関係の中にこころの家族関係が生まれ、幸せに近い安心感がもたらされていることを表わします。ですから、本人にとっては以前よりストレスが少なく、本人らしいより良い精神状態といえるのです。こういった方には、認知症の周辺症状である精神症状（妄想、せん妄、幻覚など）や異常行動（徘徊、不潔行為、異食、暴力など）はあまり目立つことがありません。人格の中核を担っているこころの安定がもたらされ、人間らしさが保たれた生活といえるでしょう。遠くの家族より近くの他人、私たちの世界でも同じようなことがいえるようです。

（3）社会参加の意義

生産者世代といわれ、時間と予定に追われている私たちにとって、生きることの情報源はそのほとんどが外界から得られます。この日々流動する変化に対し、あふれる情報を限られた時間で処理して生きています。そこには生きる死ぬの感覚はなく、体の中からの情報に意識を向けることはほとんどありません。常に意識は外界を向いています。このような意識のあり方のもとで毎日を過ごすうちに、無意識に自分は病気と関係ないと思いはじめます。健康であって当然で、そこに不自然さを感じないのが常となるのです。

年をとると、この状況は次第に変化してゆきます。誰しも加齢に伴い、五感の衰えは外界の情報を次第に減少させていきます。目は見えにくくなり、耳は聞こえにくくなり、感覚は鈍くなります。一方、体の中からはその可塑性《かそ》の低下をあらわす情報が増え、外界情報の低下とは逆に相対的にも絶対的にも大きく膨らんできます。体力的な衰えから病気に対する不安が生じやすくなっている時期に、「何か胃のあたりが変。がんじゃないか」「口がもつれるような気がする。中風になるんじゃないか」。あるいは「近ごろ物忘れがひどい。ボケるんじゃないか」と体の中からの情報に否が応でも意識が向きはじめます。この変化からは誰も逃れることができません。内部情報は身体機能の低下を意味し、喪失（自己否定）につながる要素が多いため不安感が惹起されます（図19）。

かくして、高齢者は心気症状といわれる、ああだこうだの症状が必然的に増えてくることになります。ですからお年寄りの話を「このばあさん、訴えが多いなー」ではなく、「お年寄りは訴えが多くて自然、少なければ不自然。その世界を受け止めてあげるのが私たちの役目」と悟り、意識しましょう。そのお年寄りは未来の私たちであり、その姿は私

図19　加齢にともなう現実（情報）の変化

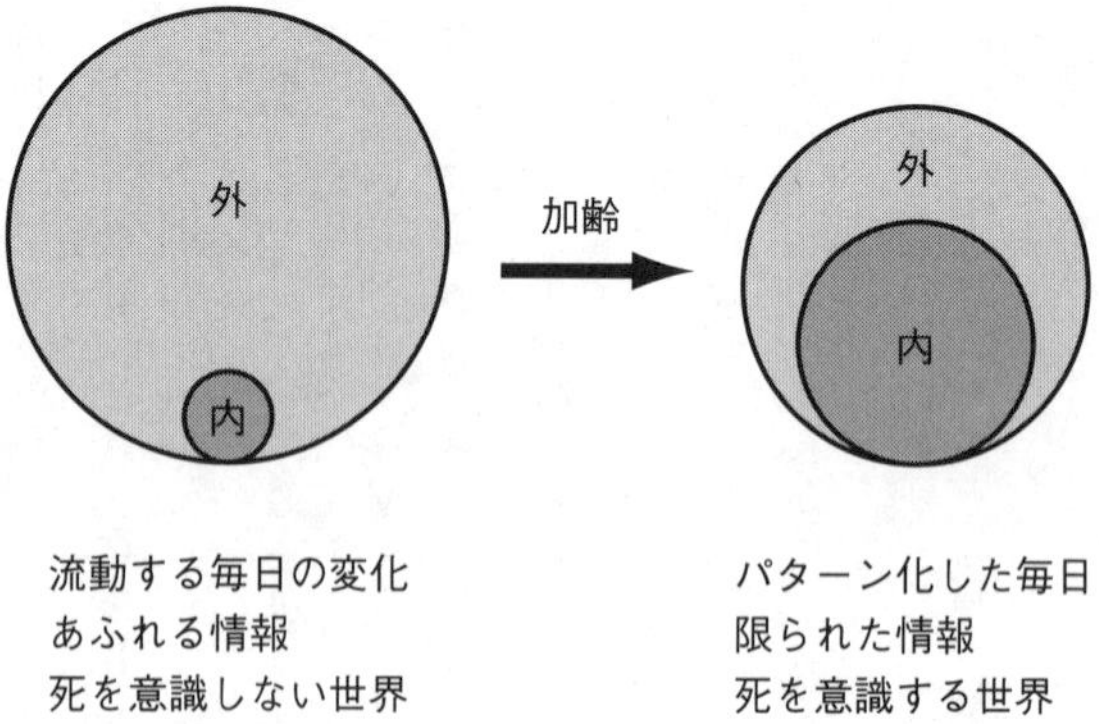

たちの行く道ですから。

社会は人間関係です。人間関係は、自分の体内の情報に基づいた関係ではありません。外界がもたらす情報にこそ、人間関係を構築する要素があります。ですから、社会参加することは、考えても解決しない自分の体の問題で不安になりがちな高齢者の世界に、生きている世界の広がりと、意識や気分の転換をもたらすことができます。

よくご高齢の方が症状を訴えられるとき、「家で一人おると、なんか頭がすっきりせん。体も重いことが多い。けど、外へ出て友達と一緒に話しとると、嘘のように何ともない」とおっしゃるのはこの典型です。そこで得られる人間関係や存在感は外界への意識の転換から気が晴れるだけでなく、まさしく〈獲得できる要素〉であり、自己肯定となり、生きがいへ通じるものです。

経済小説の開拓者であり第一人者の作家城山三郎氏が、共同通信取材の中で、人と社会との関わり合いについて「人間、やはり社会とどういう形でコミットするかです。そこでしか、生きがいは生まれないと思いますよ」と話されている通りです。

高齢化社会を迎え、やせ細る生産年齢人口と肥大化する老年人口の構図は今後さらに進行するため、わが国は社会制度の維持のための早急な体制づくりを迫られています。65歳以上の人で要介護状態になるのは全体の15％程度であり、残りの85％の高齢者は健康に生活を送っていると考えられています。この老年人口に対し行政は、活動性や自己意識が高いと思われる前期高齢者（65～75歳）を生産者人口に取り込むことで年金世代の増加に歯止めをかけようとするでしょう。近い将来、定年を延長し継続雇用や年金を受けながらの高齢者のパート雇用、ボランティアの増加を目指してきます。このため規制緩和を進め、民間資本が導入されやすい施策を打ち出してきます。

このことは同時に、就労に関して現役世代との融合性の問題や、国民の高齢者の社会参加の意義への理解、および互助的な意識の育成等の課題を残しますが、退職後、引きこもりがちな日本の高齢男性が引き続き社会とつながりを持つことができ、その生活を心身両面で支えることになります。また、欧米人と異なり、仕事に美徳を見出しやすい日本人の価値にも合い、〝結果オーライ〟の制度の方向性といえます。

（4）生活感の重要性

日本の平均寿命は、戦前は60歳程度でした。そのころは大家族が多く、それだけ多くの家族が家族の死に遭遇していました。保健や医学の進んでいないそのころ、新生児や乳児の死亡率は高く、若くして肺炎、結核、虫垂炎など細菌感染症で亡くなる方が多くいました。病気や健康に対する知識や技術がないため、予防医学の進んだ現代のように命を保証されるものがありませんでした。死を身近に感じることが多かったでしょう。

高齢化社会では、若い人はあまり亡くなりません。若くして多くの人が亡くなっていたら、高齢化社会はないわけですから当然といえば当然です。必然的に、自分と同じ世代の人が亡くなるのを目にする機会も少なくなります。また亡くなる方の場所は、そのほとんどが家族の住む自宅ではなく病院です。家庭に死はありません。さらに、ライフスタイルは変わり、核家族化が進み、亡くなる家族の構成人数も減少しています。

つまり現代社会の死は、われわれの日常生活の中にあってはめったに遭遇しないものとなっているのです。さらに、ドラマ、ゲームやアニメでは、肉体的にも精神的にも痛みを伴わない死のシーンが頻繁に出てきます。現実の死はなく、仮想の世界での死は頻繁となり、このため絵に描いた死はあっても、実感ある死はありません。

日本はまた、宗教が生活の中に入り込んでいません。各々の宗教にはそれぞれの死生観があり、それを教義として流布させています。民衆がミサに参加したり、説法を頻繁に聞いたりすることはなく、そのため宗教を通じて死を考えさせられる機会も少ないといえます。このように、死を感じ意識し考える機会が少なくなるということは、生を意識することも少なくなるということです。また、日常的にあまり遭遇しない出来事は、なじみのない出来事であり、なじまないことに対してはそのことを意識すること自体、不安になるため、意識から遠ざけるようになります。こうして死を意識することをタブー化させてしまうことで、死はいっそう遠ざかります。

生きることのすばらしさは、死ぬことを意識し考えることで生まれてきます。昨日まで元気だった友人が事故で亡くなったら、誰しもショックを受けます。そしてその死について受容できたら、そのとき考えます。「あの頃はよくあいつと一緒に酒を飲んだり、馬鹿をしたりしたもんだ。今はもうそれはない。生きていてくれたら、今でもみんなで旅行したり、飯を食ったり……。もしいま自分が死んだら、好きなことができないばかりか、家族は悲しみ、経済的にも大変なことになるし……。やはり死んでは元も子もない。生きてナンボ。私は今、美しい景色を見て感じ、したいことができる。ああ生きてて良かった。生きることはありがたいことだ。あの人の分まで生きよう」と。

死を意識すればするほど、生の実感は増します。その日一日を生きることができたありがたさや、生きることができた感謝の気持ちは、現実の死に直面すると改めて実感できるものです。

しかし、現代社会ではあまりの情報の氾濫のために、いま生きている情報よりも社会の情報（外界の情報）が私たちの意識を埋め尽くします。今日は何月何日から始まり、仕事や学校でどういう予定があってそのために何をして、セミナーや塾へ行って、誰々と約束があって、どういうテレビ番組を見て、インターネットで探しものをして……と。限られた時間の中で、まさしく流動性知能を生かし、自分の命に意識を向けることができず毎日を送っています。このように私たちは生きて当然であり、そこに何の不思議も疑問もありがたみも湧きにくい生活を送っているのです。

表２　生活にある精神的要素と情報

生活動作、環境にある精神的要素
・会話　共感や絆をもたらすこころの交流
　　　　なじみの人間関係の成立
・食事　楽しみ、好みなどの情動活動、意欲の発動、
　　　　こころの交流
・排泄　健康の目安、気分の良し悪し、他人への配慮、羞恥心
・更衣　個性的好み、本人らしさの表現　など

生活環境にある情報（存在の安心）
・個人が存在する事の時間的情報
　日付、季節、行事、時計、カレンダー、日程、食事、入浴
・個人が存在する事の空間的情報
　自分のベッド、部屋の状況、同室者、写真、飾り付け

生きて当然の意識の中で多くの情報に埋もれ、その意味に気づきにくくなりやすいのが、私たち人間の生活感です。生活感には生きている実感や喜び、個性や生き方につながる精神的要素が多く含まれます。情報化社会の中で行動し、外界の情報に喜びを見出してきた私たちには気づきにくい部分です。行動範囲が狭く、日常生活が自分の部屋や病室でパターン化されて過ごすことの多いご高齢の方にとって、個性あるその人らしい生活を感じることは、生きている今を支えてくれる重要な要素となります。

たとえば表２にあるように、食べ物を摂取する行為。私たちはおなかが空いたから食べる、おいしかった、まずかった、ある

いは時間になったので食べるといった程度のものです。しかし、食事を共にすることでこころの交流が見られ、そこに気分や欲動といった精神活動があり、食べられる食べられないで健康の目安があり、食べるものにその人の好き嫌いがあり、好んで食べるものに過去の食生活状況が見え隠れし、食べ方や食べる順序には性格も反映され、食器には好みのものがあり……と食事一つをとってみても、こころの営みとそれに関わる混淆たる要素が含まれています。

また、生活感を感じる生活環境自体にある、状況認知に関わる要素がいま生きている安心につながります。入院入所にとくに欠けているのは、この点です。目を覚ませば白い壁、今日が何月何日か、何曜日か、天気で困ることもなく、決まった時間に配食され出されたものを食べ、トイレに行きたくなったら行くけれど、それ以外は行く場所もないためあまり動こうとしません。明らかに自宅にいる時に比べて、日中横になっていることが多くなります。決められた検査、決められた食事、決められた就寝時間、そこに生きる主体性はなく、受動的に流される時間が続きます。人間、横になって天井を見あげるのと、起きあがって周囲を見渡すのとでは、目に飛び込んでくる情報量はずいぶん違ってきます。働き盛りの人でさえ、そのような環境では頭がボーっとし、メリハリのない流される時間の中

図20　一般的な病室の風景

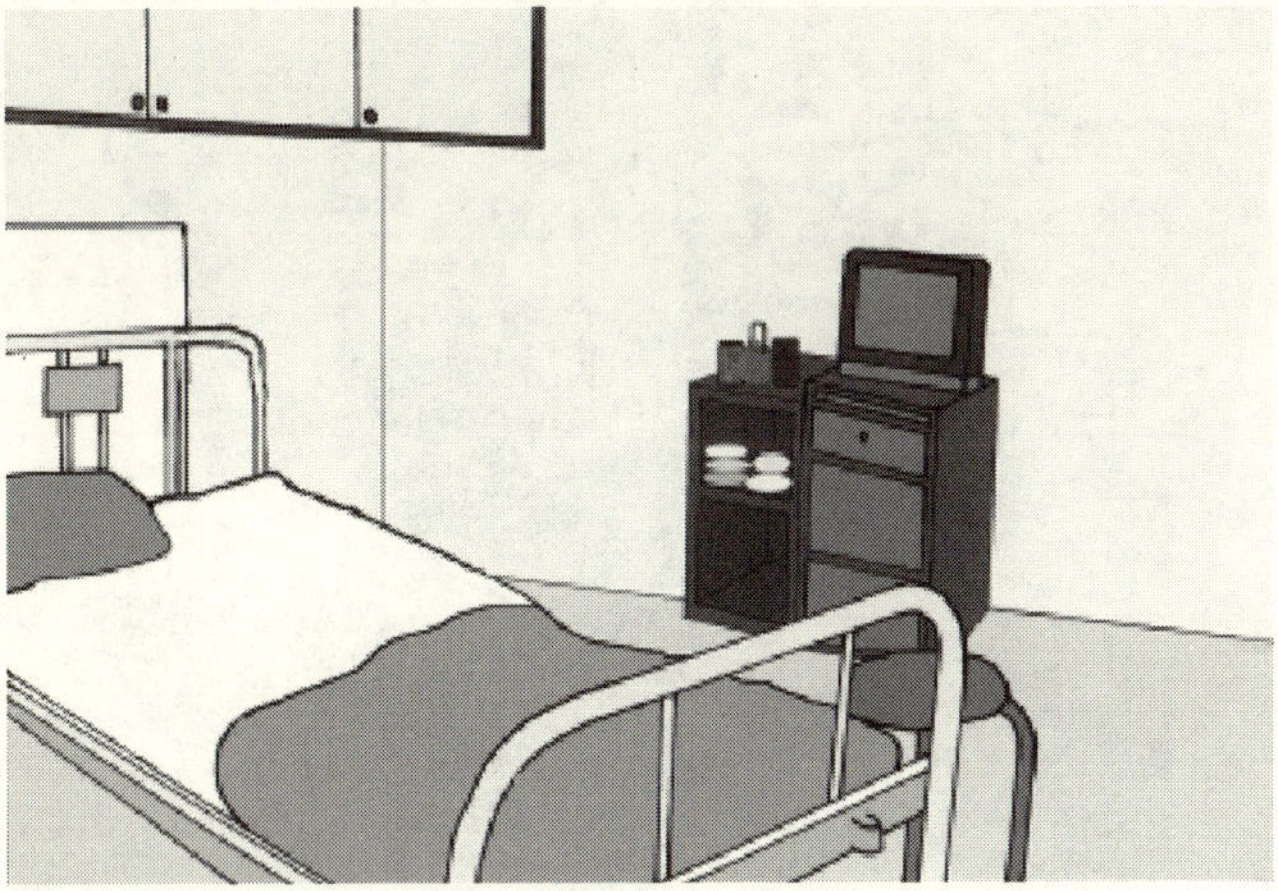

で何かすっきりしなくなります。
高齢の方であれば、今の状況判断が鈍るのは当然のことでしょう。そして、分からない、判断のつかないことが多くなれば、誰しも不安や恐怖感を持つようになります。知能の衰えた認知症の方は、何とかこころで人間らしさを保っているのに、このようなストレスは〝弱り目に祟《たた》り目〟です。精神機能は瓦解《がかい》し、不安定な病状に直結し、精神症状の悪化や問題行動の増加につながります。

(5) 高齢者の居住スペースを考える

図20、21は高齢者のケアを考えた場合の居住空間の具体例で、施設での居室を例に

図21　生活感のある病室

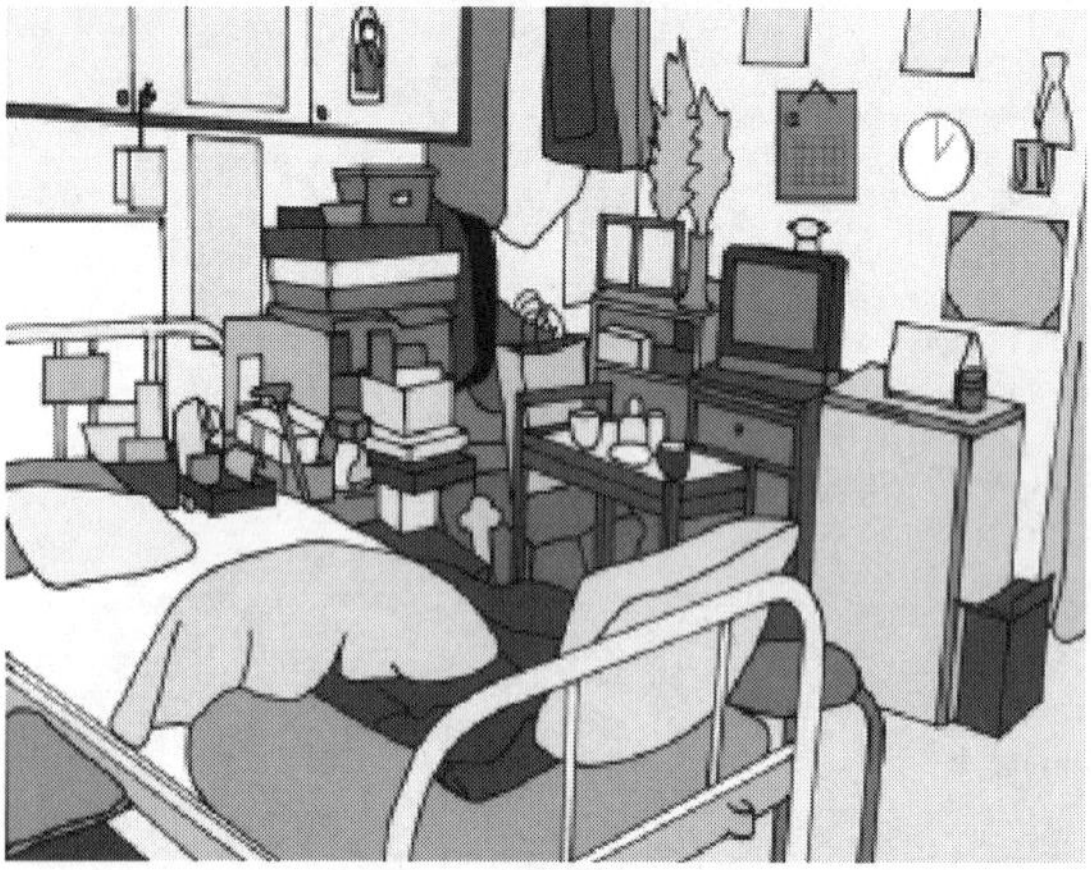

したものです。図20はごく一般的な病室です。何もありません。この空間で気持ち良くなったり、考えさせられたり、状況が判断できるものがあるでしょうか。テレビを見るのが関の山でしょう。起きている時間は長いのです。何もない空間は、自分が生きていることを証明してくれるものがありません。自己肯定してくれるものがありません。ですから、こころの支えになるものがないばかりでなく、こころの負担となりストレスを感じてきます。生活のメリハリとなる情報は極端に少なく、頭を使うことも少なくなり、壁も頭の中も真っ白です。

一方、図21ではどうでしょう。カレンダーや時計はもちろん、思い出の写真、家族のおみやげ、自分の趣味の品、友達との交流の品、表彰状、お気に入りの服……などなど、ここにはその人らしさの証明があり、獲得されてきた歴史があり、人生があります。状況判断の糧になるものも多くあります。一つひとつ、その方なりの思い出がこみ上げてくる大切な記念品です。各々の品物に対する気持ちや、このスペースで感じる思いは、この方にしかありません。ここには生きた証《あかし》が詰まっているのです。

私たち自身が年をとって治療を受け、療養生活を送らなければならなくなった時、どちらの状況にいたいと思うか。当然、答えは出ています。認知症の方が利用されるグループホームやユニットケアを例にとってみても、用意された環境づくりは、人間関係とともにこの生活感にある精神的要素や情報を考えたものです。

高齢化社会の進行するこれからの社会では、施設で生活される方がさらに増えてくると思われます。療養施設での入所はもちろん、病院での入院においても、いやむしろ病院においてこそ生活感に重きを置き、常に精神面を支える意識を持ってあたるべき時代が来ているのではないでしょうか。お金の流れるところに人と物が流れる経済的誘導の手法で、現在の病院という場ができ上がっています。

一方、病気になった時、治療を受けるのに最良の場所、究極の寝床は自宅のいつもの寝床なのです。どんな優れた医学をもってしても、人を老化や死から守りきれるわけではないことが事実であるならば、医療の提供には独断的でない謙虚な判断がなされるべきです。治療のためにこの状況は仕方がないと環境に対して安易に妥協することは、医療人のご都合であり、傲慢といえるのではないでしょうか。

これからの高齢者医療福祉は、個人情報を守りながらも、個性ある生活に踏み込んだ姿勢を見せることが肝要なのではないかと思われます。

2 ケアの基本

私たち医療福祉従事者は、患者さんや利用者の精神面をいかに支えるかが重要です。ですから、相当の専門的知識や技術はもちろん、人格に対する尊厳と誠意を持ってあたることが高齢者のケアの第一歩です。

前項で、高齢者の生活を支える要素について、人間関係の構築と生活感の重要性を述べました。安心できる慣れ親しんだ環境で、生きる拠《よ》りどころとなれる人間関係を育み、その中でその人なりの生きる喜びを感じる。非常に単純ではありますが、基本的な生きる意味であり、本質です。看護や介護の目指すところも、この生きる本質を支えることにあります。

どんなケア、いかなるケアと、その内容を考えに考え、検討することがケアの目的ではありません。いわゆるケアのためのケアではなく、個人の生き方を支えるためのケアでなければなりません。計画や評価がコストとのつながりが大きい（レセプト請求）ことや、評価に応じた画一的サービス提供を指導されていること、あるいはチームケアからくる役割分担が、何のためのケアなのか、誰のためのケアなのか、その大前提を見失いさせやすくなっています。まず人格ある人間がそこにいて、その人間がその人らしく生きていくためにどうあるべきかを一義とするのがケアの本質です。そこには、個性ある、歴史を持った、その人らしい生活環境や生活感、その人らしい人間関係、その人らしい知的活動があるのです。ですから、質の高いケアとは、個性や生きてきた道の歴史を知り、生き方に沿ったものでなければなりません。その中にこそケアのあり方が見出せます。

このため、具体的なケアの提供に先立って、個人の生活状況や生き方の調査は欠かせません。どこまで手足の能力が残されているか、まだ何ができて何ができないか、問題行動はどんなものが見られるかなど、身体的・機能的評価が一般に行われているケア検討の中心です。しかし、入院入所、通院通所など、施設や公共の場で過ごす時間は、その人の人生の断片でしかなく、生活そのものではありません。また、リハビリをして改善を目指すのはこころの活動が支えているのです。

そして何よりも大切なのは、たとえ高齢者の体力低下や残存障害は元へ戻らなくとも、精神的な改善、精神的復権は可能であるということです。ケアに関わるスタッフは常にこういった認識を高め合いながら取り組む必要があるのです。ただ、生活を支える精神的要素の評価は、人により価値観が異なり画一的評価がしにくく、抽出には手間と時間がかかります。さらに、時間と労力をかけたわりに経営面に反映されないため、どの施設でも取り掛かりに腰が重いのが実情です。

その方の人生や歴史、生きざまを知る（自分史や生活歴の作成）には時間がかかりますが、時間をかけてこそ、ケアの提供者側と利用者側の信頼関係（こころの距離が近い関係）が生まれます。なじみの人間関係は、前述したように、その方にとっては安心であり、生きがいであり、こころの拠りどころです。ですから生活歴の作成は、生きざまをケアに生かすためにも、あるいは提供者のケアを納得してもらうためにも、重要なケアのステップといえます。

その方の歩んできた道のあり方は人それぞれですが、介護を受けなければならない、あるいは病弱になったからといって、その道を歩く人間が別の人間になるわけではありません。やはり、その方のためにある道なのです。これから歩まれる道はどんな道がいいかは、その時点に限った評価だけでは判断できません。今まで歩いてきた道の状況や歩き方を知ることが、これからの道のより良いあり方を考える上で一番なのです。

3　高齢者医療の限界

高齢者医療に立ち向かう医学は、常に「死」という敗北で終わります。どんなにすばらしい技術や能力があろうと、その個人を老化や死から救うことはできません。そこには限界があり、限界があるものに死のない世界の価値観を押しつけるのは、錯誤であり傲慢です。どんなにすばらしい看護技術や医療技術を提供しようとも、人生の終わりを迎えつつある個人がいるという事実は変わりません。

このことからも、私たち医療福祉関係者がすべからく、こころを支える医療のあり方やケアのあり方を中心とした意識を持って、具体的な現場の行為としていくことは自明の理です。技術的限界は、今ある医師、看護師、リハビリ関係職種、介護職など、専門職と患者との専門分野での関わり合いの限界を意味します。ある意味で自分の持っている技術ではその個人の退行を止めることができないわけですから、何をもっての個人と接し得ていくか、おのずと考えさせられるはずです。

その存在を支えるものは精神的要素であり、こころのあり方から成り立つ生が高齢者の生きる道です。常に専門職の行為の中心は、こころのための行為としてあるべきと誰もが気づくはずですし、気づかねばなりません。高齢者医療福祉での専門職としての高い見識は、個人への尊厳と人間味ある優しい行為の上に初めて成り立つのではないでしょうか。

(補)ボケと痴呆(認知症)の違い

「ボケと痴呆はどう違うの？」と患者さんに時々聞かれます。この違いについて、その違いを説いた教科書も時に目にしますが、皆さんはどう思われますか？

いわゆる痴呆は、知能が後天的に傷害され、生活障害が継続する状態を指します。俗語とは異なり専門用語として使われており、それ以外の意味で使われることはありません。

一方、ボケという言葉はどんなときに使われているでしょう。状況を考えてみると、いわゆる「おぼけ」の他に、時差ボケ、休みボケ、天然ボケ、トボケ、寝ボケなど、私たちの日常生活の中で頻繁に使われていることが分かります。この意味するところは、意図するしないにかかわらず、頭の働きが本来の姿とは違う状態を漠然とあらわしていることにあります。また、ボケは何よりも痴呆とは異なり俗語です。言葉の出所であるジャンルが異なるのです。専門用語と非専門用語に分ければ、痴呆は前者でボケは後者です。ですからボケは、馬鹿、天才、ひょうきんなどと同じジャンルの言葉であり、痴呆症は統合失調症やうつ病などと同じ医学用語です。出所が違う世界の言葉ですから、比較することはできません。比較はできない言葉です。

ただ、俗語であるなしにかかわらず、実際に使われている状況をみると、痴呆は学術用語としての意味にとどまっているのに対し、ボケはより広い意味で使われ、とくに後天的知能障害がもたらす状態を指すときには、知能障害やそれによる生活障害だけでなく、合併した精神症状（妄想、せん妄、易怒性など）や異常行動（徘徊、異食、不潔行為など）もすべて含めた表現として使用されているのが現状のようです。

第五章

高齢者医療の実際と問題点

1　高齢者の病気とその特徴

高齢者医療の問題点を知るには、高齢者の病態を知る必要があります。まず、以下にその特徴をあげてみましょう。

(1) 多発性病理を持つ

高齢患者の多くは、一つの病気だけでなく、高血圧、高脂血症、糖尿病などの生活習慣病を中心に、骨粗鬆症《こつそしょう》、白内障、皮膚疾患、呼吸器疾患、心疾患、脳血管障害、悪性疾患など種々の病気を持ち、多発性病理といわれます。それらの疾患は互いに関連があることもしばしばありますが、まったく関連性のないものもあります。以前、お腹の手術をしたことのある患者さんが、腹痛を発症すれば一般的には術後の腸閉塞を考えやすいものですが、精査してみると、実は心筋梗塞であったとしても不思議ではありません。狭心症の既往のある患者さんの胸痛であれば、心筋梗塞ではないかと考えがちですが、肝癌であったり虫垂炎であったり膵炎であったり、はたまた尿路結石であったりします。

このように、多要素のため予想がつきにくいことにしばしば遭遇します。このため、常に種々の専門的見方のできる多角的な診療体制が必要となります。また、病態の多様性は多科の受診となり、社会負担となる医療費の増大につながり、あるいは医原性、薬剤性の疾患が生まれやすい原因にもなります。そのため高齢者の病態把握には、専門的個人情報を一元的・包括的に管理するシステムや情報の共有が必要となり、総合診療医（後述＝173頁）の必要性も増してきます。

（2）当初より重症化しやすい

高齢者は加齢とともに組織の可塑《かそ》性（元へ戻る力）が乏しくなるため、各組織の重量や体積が減少してきます。このため、各々の臓器が必要とする体を回る血液量も減少します。また、各臓器の細胞に含まれる細胞内液（後述＝161頁）は循環血液へ移行し得るいわば血液予備軍ですから、臓器重量の減少は血液循環の予備能の低下となります。この変化と平行して、血液の流れをコントロールする自律神経の働きも低下してきます。臓器障害に始まる罹患の回復には血液供給は欠かせませんし、血液循環も各臓器の状態に影響を受けます。

このため、臓器障害が少しでも深刻となると、体の血の巡りを保つことが困難になり、容易に血圧が下がったり、チアノーゼが広がったり、尿量が少なくなったりすることがよくあります。また、症状が典型的なものとなりにくかったり、多発性病理のために気づかれるのが遅れがちになったりすることも重症化の原因となります。

(3) 個人差が大きい

人は持って生まれた特徴が異なりますし、生まれ育つ環境も人それぞれです。このため、高齢者になればなるほどその違いが目立ってきます。さらに、多因子を持つので一見しただけでは評価しきれません。病気にかかったときも、その回復力や体力には個人差があります。

検査をすることも重要ですが、どんな細かい検査をするより、きめ細かく頻繁に観察する必要性を意識し、種々の職種が入れかわり立ちかわり、携わり状態をチェックし情報を共有することが、予想しにくい個人差からくる弊害を埋め、変化の早期の把握につながります。

（4）脱水をきたしやすい（血の巡りが落ちやすい）

後述（154～164頁）

（5）典型的症状とは限らない

高齢者は成人と同じ疾患でも、典型的な症状が出るとは限りません。肺炎であっても、熱や咳や痰があまり出ず、おばあちゃんが急に歩けなくなったと脳血管障害を疑われて脳外科を訪れます。虫垂炎でも腹痛がなく、ショック状態になるまで気づかれないこともあります。脳腫瘍や硬膜下血腫でも手足の症状が出ず、うつ状態となって精神科を受診したり、ご飯を食べなくなり、内科で治療を受けていたりします。痛みのない心筋梗塞の患者さんも珍しくありません。認知症を合併していると、大きな骨折があってもまったく痛がらないこともあります。

このように高齢の患者さんは、症状や他覚所見が教科書的でないことがあることに留意する必要があります。臨床に当たっては、より多くの検査が必要とされることがある理由です。

(6) 老化現象としての病態を持つ

若年者や普通成人には、老化に伴う病態はありません。年をとっていないのだから当然といえば当然です。加齢とともに進む動脈硬化の結果としての脳梗塞、脳出血等の脳血管障害や心筋梗塞、および四肢の閉塞性動脈硬化症、アルツハイマー病やパーキンソン病等の神経変性疾患、骨粗鬆症、変形性関節症、変形性脊椎症、骨折等の整形外科的疾患のほか、白内障、老人性難聴、悪性疾患等々、高齢者に多発し、高齢者特有の疾患は、総称して老年病として扱われます。これらはいずれも、加齢に伴う復元力（可塑性）の低下が積み重なり、その結果として状態を変えていくために生まれる病態です。

(7) 体力が低下しており、病気が治りにくい

高齢者は行動体力、防衛体力ともに低下しています。行動体力の低下はすなわち筋力と血の巡りの低下を意味し、防衛体力の低下は外界からの病原に対し、体を守る免疫能や可塑性の低下である組織の修復能の低下を意味します。そのため高齢者は感染症に罹患する頻度が高く、肺炎、尿路感染症、肝胆道系感染症等の感染症に罹患したり合併したりされる方、回復が思わしくなく亡くなられる方が非高齢者に比べ非常に多くなります。

（8）罹患は機能障害や生活障害を意味する

高齢者の罹患は単に「病気にかかった」だけではすみません。通常の成人は病気が治れば日常生活に戻り、社会復帰します。治癒すればそれは自立です。高齢者はそうはいきません。多発性病理があり、可塑性に乏しく元に戻りにくい生理的特徴があります。罹患が廃用を生みやすく、体力の低下が顕著です。ですから、罹患は生活が維持困難であることと直結し、廃用を含む種々の合併症により、生活障害が生まれやすくなります。

病気が治っても、体力は簡単に元には戻らない。それが老化です。加齢とともに体力は低下してゆくのが常であり、その過程で体力の低下に相加相乗する罹患の意味は単なる病気の意味にとどまりません。早くしないと体力はすぐに衰え、元へ戻りにくくなりますから、罹患当初から常に生活障害の克服を見据えた取り組みが必要となります。このことから、現在では多要素を持つ高齢者への取り組みは医師を中心に、看護師、リハビリ関係、介護職、相談員、栄養士など、多職種が参加するチームアプローチが専らとなっています。

（9）心理的要素や環境が予後に影響する

以上のように、高齢者の病態は不安定で脆弱《ぜいじゃく》な特徴があります。普通成人と比較して高齢者の生命力がいかなる要素から成り立つかを考えると、体力で劣り、知的にも問題を生じることの多い人間が、今もっている生きる要素は、やはり残された精神性、こころに要《かなめ》があるといえます。病気からの回復は、生きることが大前提です。食べようとし、動こうとし、生きようとする力は、そのこころの活動から出るエネルギーの結果です。病態の改善も悪化も、残された生きる要素がいかに保たれているかが重要となります。

ただし、〝為せば成る〟はわれわれ非高齢者に向けられたエールのようなものですので、高齢者には通用しません。やはりそこには環境整備が必要であり、環境によって変化してきたのが加齢に伴う高齢者の今です。大事にされすぎたり、必要以上に今の生きる拠りどころを奪われたりして、精神的にも肉体的にもその人らしさがなくなる姿はよく目にします。

拠りどころを失って入院し、精神症状や異常行動が出るケースはしばしばです。あるいは入院でも、家族を含めて頻繁に人との接触があり、リハビリによる体力回復を図られている人は回復もスムーズですが、スタッフとの関わりが必要最低限で、面会人も少なく、リハビリも指示されていない患者さんはいつまでたっても自発的動きが少なく、そのために使わず弱っていく廃用状態から抜け出ることはできません。あげくの果ては合併症で亡くなります。このことはすなわち、非高齢者である私たちがつくり上げる環境によってその後が異なってくることを意味し、同時に私たち自身が常に意識して取り組まねば改善されないということです。

以上のように、高齢者はその人生の中にあって、さまざまな環境の中で種々の要素に影響された結果を体とこころに持ち、また長い時間の間に次第に可塑性（元へ戻る力）を失っていきます。その結果、生命力に余力のない不安定な生き物となります。一見、元気そうに見えても、いつ何が起こっても不思議ではないのが高齢者です。しかも、個人差のある種々の要素（運動量、食生活、生活習慣、嗜好品、趣味、持病、潜在的臓器障害、服薬内容、精神状態、社会的役割、性別役割、環境問題、地理的条件等）があるので、若年者と比べると予測が難しくなります。

このような病態を持つのが高齢者であり、私たちもいずれはそうなっていきます。そのため、高齢者医療の現場で必要とされるのは、病気に関するそれ相応の知識と経験は当然のことながら、どこまでより長い時間、患者に携わることができるか。あるいは予防の意識を持ちながら、どこまでより頻繁に高齢者に関わり、変化があればいち早く対応できるかにかかってきます。ですから、高齢者の病態に対する意識が高い施設は、おのずと合併症予防に最も効果のあるリハビリテーションに力をいれ、患者や利用者との接触を多く持つためのスタッフの配置やスタッフの意識に気を配っています。

また高齢者は、何度もお話ししたように、失うものが多くなります。とくに後期高齢者になると、行動体力、防衛体力、知力など次第に低下減少していくのが自然の摂理です。そのため、できないところを補う社会的要素（家族の対応、心身両面で療養生活を支える環境整備、在宅療養で関わるマンパワーやサービスなど）が重要となってきます。また、生活障害に至る危険が目立ってくる一方、普遍的要素を持つこころの存在意義はますます大きくなります。こころはその人の人格の中心となるだけでなく、回復する人間の主柱となってくるのです。

ですから、高齢者の罹患は心理的要素や社会的要素が大きく、予後に影響するのです。ストレスやうつの影響で、防衛体力である免疫力が落ちることは早くから知られています。また、精神活動の低下は自発的行為の減少につながり、使わず弱る筋力の低下、行動体力の低下を引き起こします。これが血の巡りの低下を招き、血の巡りに余裕がなければ病気からの回復は困難になりますから、結果的に回復力の低下となってきます。

表3　主な廃用症候群とそれに伴う合併症

骨格筋系	筋萎縮、骨萎縮、関節拘縮
呼吸・循環系	循環血液量低下、心拍数増大、心拍出量低下、心予備能低下、起立性低血圧、深部静脈血栓、肺活量低下、肺炎
神経系	感覚機能低下、運動調節機能低下、自律神経機能低下
排泄系	便秘、失禁、尿路感染症、尿路結石
精神系	うつ状態、知的機能低下（認知症）、不安
その他	皮膚萎縮、褥瘡

高齢者医療福祉に携わる者は、脆弱で回復力の乏しい高齢者の病態を忘れてはいけません。チームとしても個人としても、常にその病態を意識し、考え、行動しなければいけません。

2　廃用症候群

廃用症候群とは、使わないことで生じる心身機能の低下からくる種々の症状をいい、必要以上の安静や不活発な生活によって、肉体的にも精神的にも人間としての機能を落としていくことを指します。また、広い意味では、その状態に合併する疾患も含めます（表3）。

医学的には高齢者の現疾患の合併症としてよく取り上げられますが、拡大解釈して私たちの日常で見ると、お年寄りが弱っている時に「やっぱり年のせいかな」と安易にやり過ごされてきた部分が多く含まれます。前述のように、高齢者は回復に時間がかかり種々の要素を持つため合併症が多くなりますが、廃用症候群は生活障害をきたす合併症として代表的な病態です。

若年者は病気に罹患して、入院など環境に変化があっても、十分な回復力や適応力があり、廃用状態の合併や生活障害に至ることはあまりありません。この点、高齢者は不活発になるリスクファクターを多く抱えています。廃用症候群への一歩は、活気のない生活、あるいは活動を制限された生活ですが、活気のない生活を望まなくても状況や環境の影響からリスクが大きくなっているのが実情です。

3　罹患と廃用症候群

廃用症候群の例でよくあげられるのが、病気に罹患したときの過度の安静です。筋力は、**最大筋力の20～30％の筋収縮で筋力が維持**されますが、日常生活の筋収縮が**20％以下なら**

低下します。このため**1日安静にすると1～1・5％、1週間安静で10～15％、1カ月では50％の筋力低下**につながるといわれます。筋肉の量が減ると、当然、歩行は不安定になります。これに、関節の拘縮や起立性低血圧による立ちくらみ、廃用性の認知症などが加われば、転倒のリスクは非常に高まります。患者さんが、長期臥床の末やっと起き上がりができるようになりトイレに行こうとした矢先、転倒、骨折すれば、さらに安静を強いられ泥沼状態です。後期高齢者の場合は自分の足で歩くことが二度とできないばかりか、さらなる合併症を生むことにつながります。

この筋力の低下は体幹に関しても同じです。呼吸の動きは体幹（胸、お腹、背中）の筋肉の動きですから、筋力が落ちると肺活量は落ち、痰《たん》を吐き出す喀出力《かくしゅつりょく》も落ちます。嚥下《えんげ》する筋肉の低下と相まって、痰は溜まりやすくなり、吐き出されにくくなります。いわゆる拘束性の換気障害です。また、脱水をきたしやすいことや口呼吸となりやすいことで、高齢者は痰の粘度が上がりさらに喀出が難しくなります。また、誤嚥した際の咳嗽《がいそう》反射も弱くなっています。

かくして、肺に溜まった痰に含まれる細菌が増殖し、肺炎を起こします。筋肉の量が減っている廃用状態の患者さんは、血の巡りが落ちやすくなっています（後述＝154―16

図22　寝たきり・痴呆性・虚弱老人の将来推計

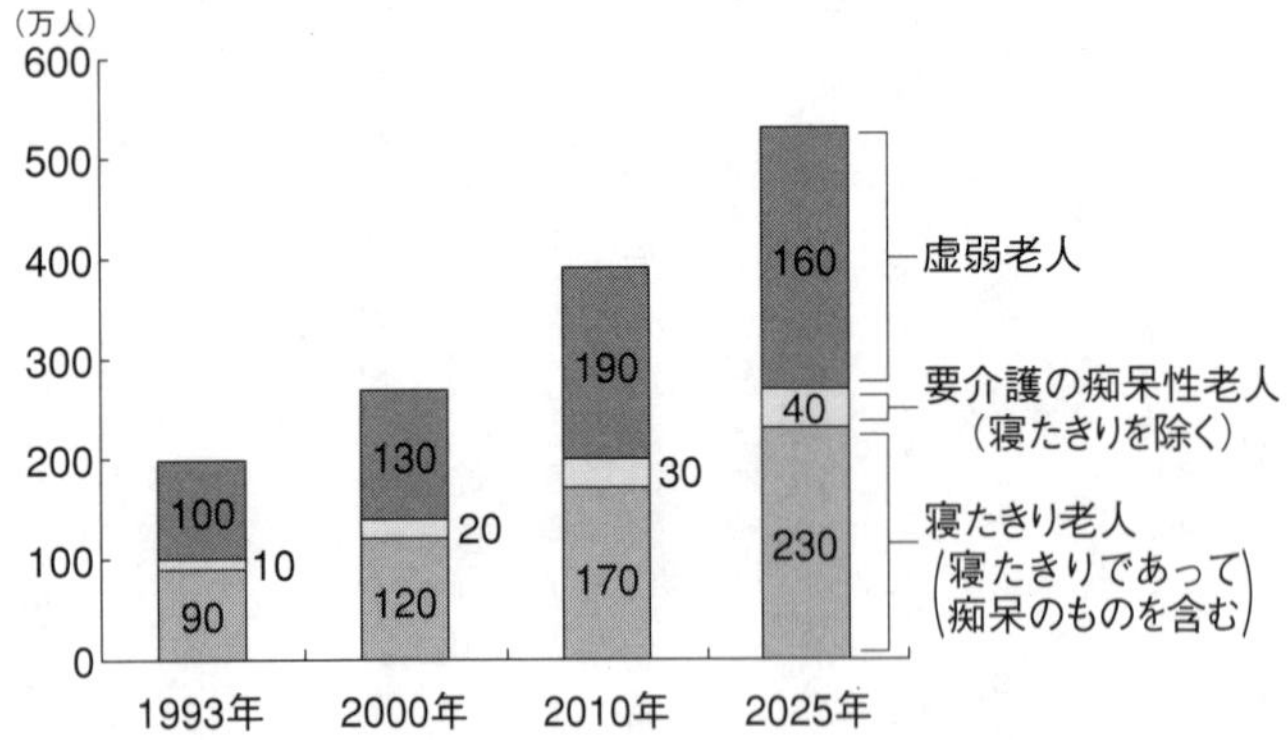

平成7年版『厚生白書』より

4頁）。この状態で肺炎のような合併症を起こすと、血の巡りを保つことにも影響してきます。必然的に泥沼の結末は見えてくるでしょう。老人病院といわれる施設でよく見るこの末路、はたして自然の摂理とばかりいえるでしょうか。

4　環境と廃用症候群

廃用の結果としてよくあるパターンが、寝たきりです。わが国の寝たきり老人の数は厚生労働省「国民生活基礎調査」「患者調査」および老人保健福祉計画などの推計値によると、平成5年度の段階で、認知症を含む寝たきり老人の数は約90万人であり、

図22のように将来200万人を超えて増加すると考えられています。

寝たきりの原因は脳血管障害を中心に、衰弱、骨折、痴呆などが挙げられています。ただ、実際には寝たきりになるような重度の障害を持たないにもかかわらず、寝たきりになる人が半数以上、3分の2近くを占めるともいわれます。つまり、適切なケアやリハビリを受けることができれば、その人らしく生きることができる人が何十万人と含まれていることになるのです。寝たきりの患者さんは、最初から寝たきりになろうと思って寝るわけではありません。寝かされているから寝たきりになってしまった人が数多くいます。

寝たきりを増やすことは、その人の生きる意味を奪うことであるのはもちろんのこと、社会的負担はあまりにも大きいものとなります。このため今後、疾病の予防とともに、適切なケアやリハビリテーションのあり方がますます重要なものとなってくるでしょう。とくに、早期から廃用状態となりやすい高齢者は、早い段階からの積極的なリハビリと合併症に留意した適切なケアは欠かせません。廃用によって生じた身体機能の低下を回復するには長い時間がかかります。1日寝ると1週間、1週間寝ると1カ月間、予備能の低下した後期高齢者はさらに長く回復に時間を要します。回復に時間がかかることは新たな合併症の罹患も増えることになり、回復の遅れを助長します。

また、予防が大切であることは当然のことです。そのためには罹患に始まる廃用症候群のみならず、罹患に至らない健康づくりや、不活発にならない生活環境や意識づくりも重要となります。たとえば環境の変化、先にあげた年金世代の性的役割分担の変化です。とくに男性は意識していなければ社会参加の機会が少なくなり、運動機能の低下や知的能力の低下を来たし、生きる力が落ちやすくなっていきます。健康面では生活習慣病等の罹患が多くなり、そのつど「お大事に、お大事に」と必要以上に大事にしすぎて体力の低下を招きます。日本の生活様式は畳を敷き、土足厳禁です。これは椅子の生活が中心となっている欧米と異なり、休むときにはすぐ横になる習慣を生むことになります。休息をとるときは椅子に座って休むより、畳に横になって休むことが多くなります。高齢者にとっては幼少時よりなじんだスタイルであり、適度には良いのですが、過ぎたるは廃用予備軍をつくってしまいます。

廃用の傾向を防ぐには、日中、必要以上に体を横にすることなく、できることは自分で行い、過剰な手助けを避け、身の回りの動作のみでなく、家事や趣味、社会活動を積極的に行うことを心がけ、質的にも量的にも日常生活の活動を向上させていくべきでしょう。

しかし残念ながら、実際、家族が往々にしてよくとるのは、危険な要素を削るだけの短絡的な対応です。生きているのは本人なのです。その本人がどうしたいかにかかわらず、自分たちの安心を得たいがために、単に物を取り上げるのは家族として責任ある対応とはいえません。本人は喪失の心理を生きているのです。さらなる喪失感を味わわせないためにも、何を取り上げてしまうかだけでなく、失う分、何か獲得できるものはないか、生活の質の低下を最小限に抑えて、本人が納得する方法はないかと、本人との話し合いも含めて時間をかけて努力すべきです。年をとったから、動きが鈍くなったからと、車や自転車を取り上げるだけでは、心身の機能の低下を助長する一方です。その延長上には、より早くからの家族への介護負担が待ちかまえています。短絡的な対応は、最終的に自分の首を絞めることになるのです。私たちも、年をとると失うものが多くなるうえ、取り上げられるものも多くなるでしょう。それを少しでも防ぐには、体力維持や健康管理の意識を持ち続けると同時に、介護に関わる以前から家族同士が十分に納得した話し合いと人間関係を育んでおくことが重要です。

前述しましたが、廃用症候群は高齢者の生活の質を落とすだけでなく、さらなる合併症を招き、命にも関わってきます。病気にとって予防にかなう治療はありません。廃用症候群になってしまうよりも、その前から高齢者の特徴を理解した予防的対策の方が重要となります。

また、この状態は高齢者ではあっという間に出来あがってしまいます。たとえば、子供は熱を出して数日寝込んでも、その後、病状が回復するとすぐにいつもの生活に戻れます。しかし、高齢者はそういうわけにはいきません。数日寝込めば、起き上がることさえ思うようになりません。なんとか起き上がっても、血圧が下がったり足元がふらついたりして転倒しやすくなっており、あげくの果ては骨折、寝たきりです。高齢者の廃用は進行が早く、治療よりも予防が重要となります。

当然のことながら、医療福祉従事者は廃用症候群のリスクを常に意識してケアに携わらなければなりません。また、この廃用合併のリスクは個人レベルで考えるだけでなく、社会的レベルで対応することも必要です。積極的な社会参加が生活の活発化を促し、廃用のリスクを軽減するわけですから、リスク軽減のためにシステムを構築し高齢者の社会参加の場を提供しなければなりません。経営が優先される民間資本ではなく、行政が主体的あるいは積極的に介入し、虚弱な高齢者や障害者が集える施設の増設を推し進めたり、サークル参加活動に対するネットワークづくりを体制化するなど、より多くの機会を持って社会の意識を育むとともに、社会参加の場を整備していくべきではないでしょうか。

私たち非高齢者の生きる拠りどころは人間関係を中心にそのほかにもさまざまな要素があり、そこに経済的価値が生まれるため、最近では民間資本の導入が積極的に図られ、種々のインフラ整備が進んでいます。たとえば、各種スポーツ施設、レストラン、遊戯施設、映画館、ショッピングモール、リラクゼーション、宿泊施設など、山のようにあるこれらの施設ですが、高齢者にとって意味は同じではありません。共有できる部分もありますが、高齢者の世界とは関係ないものも多く含まれています。

一方、高齢者用のインフラ整備はどうでしょうか。私たちが利用している設備やシステムと同じくらい供給されているでしょうか。高齢者の集える施設が、私たちの周りにあふれているでしょうか。集会場や施設はあまりにも少なく、お決まりのようなパターン化したものばかりが目立ってはいないでしょうか。せめて高齢者の歴史あるこころの世界を十分に支え得る設備がもっとあってもいいのではないでしょうか。経済的判断を優先してきた国民が、年をとってみると自分たちがつくってきた生活環境によって自分の首を絞めることにならないようにしたいものです。

5　寝たきりと血の巡り

長期の安静臥床《がしょう》はさまざまな体《たい》循環の弊害を生みます。血の巡りの問題は状態の急変につながることが多いだけに、医療福祉従事者は臥床することの多い高齢者に起こり得ることのような弊害を知っておく必要があります。

血液は、赤血球や白血球などの血球成分と、水分や蛋白質から成る血漿とから出来ています。血球成分は簡単にはその容量は変化しませんが、血漿量は臥床が長くなると次第に減少します。報告によると、臥床後2週間で8～12%、2～4週間で15～20%ほども少なくなるといいます。

立っている時は、重力の影響を受け、静脈血は下半身に溜まり易くなります。横になると、重力の影響が少なくなるため、下半身に溜まっていた血液が心臓に戻ってくることになります。この変化で心房の圧力を感じるセンサーが刺激され続けると、その刺激が脳に伝えられ、利尿（腎臓で尿をつくる働き）を抑制するホルモン（抗利尿ホルモン）の分泌が抑制され、腎臓の働きが利尿へ傾きます。こうして血漿成分は尿として失われるため減

図23　身体活動量の低下と循環系の廃用性変化

Deitrikら（1948）Taylorら（1949）Saltinら（1968）

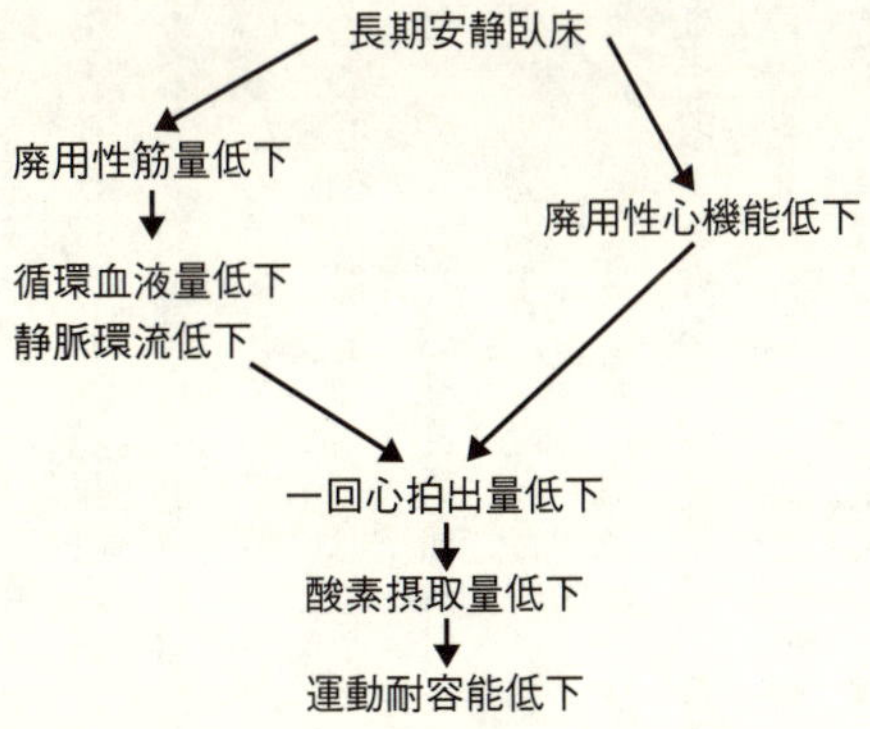

少し、循環血液量は減少、血球成分は変わりませんので、その結果、血液は濃くなります。

この変化を運動の耐久性に対する影響で見てみると、循環血液量の減少は心臓から送り出される心拍出量の減少となり、その減少を代償するために心拍数は増加します。この状態で運動を始めると、それに必要な酸素や栄養を運ぶため、心拍数は上昇して必要な血液量を送り出すわけですが、心拍数による代償には限界があるので結果的に必要な酸素を取り込むだけの血液循環を保つことができず（10～30％の最大酸素摂取量の低下）、運動に耐えることができなくなります（図23）。

また、循環血液量の減少した臥床状態で臥位から立位になると、先ほどとは逆に重力の影響で下半身に血液がたまります。このため、心臓に帰ってくる血液が少し減ります。正常の場合は、交感神経が働き、心拍数の増加や静脈の緊張を上げたり、下肢の静脈ポンプの作用で血液還流が促され、結果的に血圧はやや上昇し、血の巡りは保たれます。この点、臥床が長くなると、交感神経の働きが障害され血管の緊張が上がらず、さらに下肢の筋力は低下しているためポンプとしての作用が得られず、正常時のような代償機能が得られません。このため心拍出量も減り、低血圧を来たします。

高齢者ではこのような起立性低血圧は2～3日の臥床でも出現します。その症状は、起き上がったときや立ち上がったときの、ふらつき、めまい、目のかすみ、眼前暗黒感、脱力感などですが、ひどいときには意識を失ったり痙攣《けいれん》を起こしたりします。また、低血圧の出現は遅延することもあり、起立して若干時間を経て出現することもあります。血圧でいうと、臥位から立位になったとき、**収縮期血圧が20㎜Hg以上の下降、脈拍20拍／分以上の上昇が認められれば起立性低血圧**と診断します。

血漿量の減少はまた、血液粘稠度の増加に伴い凝固能が亢進する（血が固まりやすくなる）ことで、血栓を生じやすくさせます。これに廃用性の筋萎縮が加わるため、血液循環は下肢を中心に環流が低下し、血流は停滞しやすくなり、静脈の血栓症が引き起こされます。この病態は静脈の発生部位で炎症を伴っていることが多く、血栓性静脈炎といわれます。血栓性静脈炎の症状は、下腿によく見られ、局所の腫れ、痛み、圧迫痛、熱感などを呈します。この静脈炎にある血栓が血流に乗って還流されると、肺へ向かう血管に詰まり、肺動脈塞栓症をきたします。エコノミークラス症候群としても知られるこの病状の発現は急激で、胸痛、呼吸困難、頻呼吸、咳、血痰、動悸、意識障害などを発症し、他覚的にはチアノーゼ、血圧低下、頸静脈怒張、肺雑音、浮腫などが見られます。また、なかには突然のショック症状で発生し致命的となるケースもあります。

6　動脈ポンプと静脈ポンプ

人間は生きていくためには生理的に血の循環が必要であり、これにより脳を含めすべての臓器が生きて活動し、体の防衛体力も保たれています。この血の巡り（血液量と血流）に最も関係が深いのが、前述した筋肉の量と運動です。

図24、25にあるように、安静時と運動時の体循環量を比較した場合、**頑張って運動した**

図24　運動強度と身体の血流分布（ウェードら,1962）

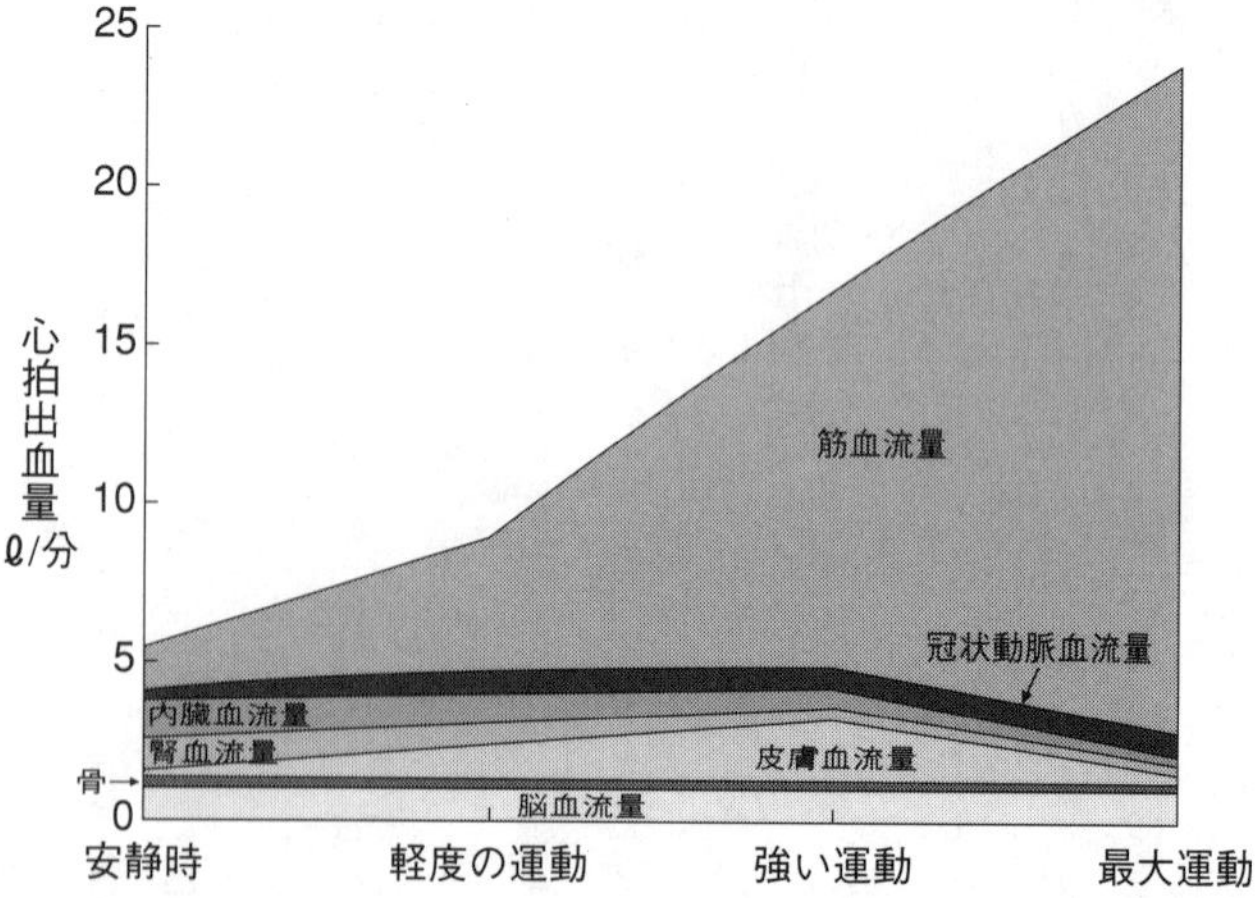

時は安静時の50～70倍もの分時循環血液量となります。これは、自律神経の働きの向上や有効循環血液量の増加となって、いざとなったら頑張って体の血液循環を改善する力（血の巡りの予備能力）があるかどうかに関連してきます。どんな病気でも重症化すると、血の巡りに問題が生じやすくなります。そうした時、どこまで血流を維持できるかが、病気の回復や命に関わる重要なポイントとなります。平素、血の巡りに影響のある体の筋肉は下半身にその約80％が集まっています。当然、筋肉の量が増えればそれだけ血の巡りも必要とされるので、下半身の筋肉量や筋力が体循環の機能性と関係してきます。下半身の能力は歩行能力

図25　運動と体力の相関

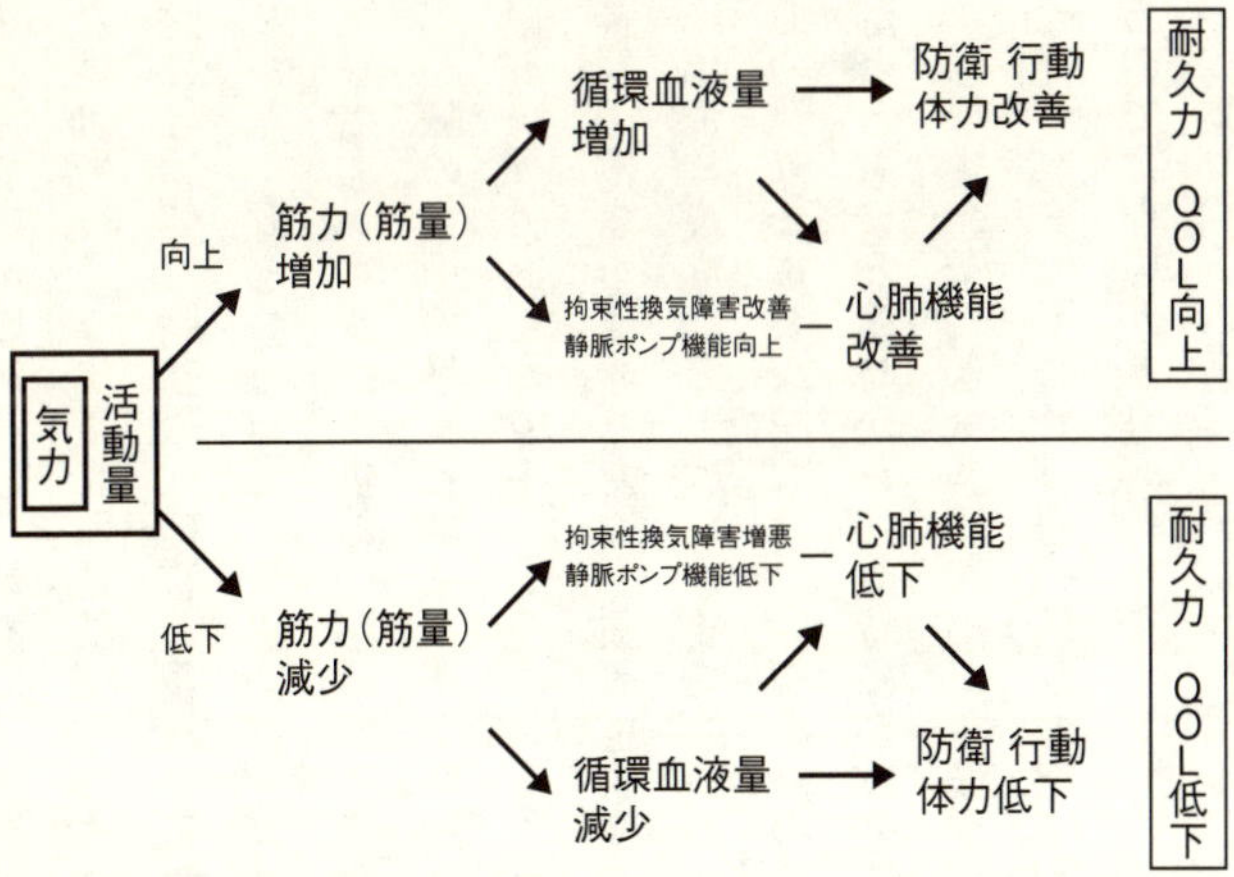

ですので、巡りめぐって歩行能力が体の命を守ることとなるわけです。

また、体循環の中心はいうまでもなく心臓です。この心臓は、血を送り出すポンプの役割を果たしますが、濡れたタオルから水を絞り出すのをイメージしていただければ分かるように、**手足の筋肉もその収縮により血液を送り出すポンプの役割**を持っています。血流が心臓を中心に行きと還りの往復であるとすれば、行きの血管である動脈側のポンプは心臓で、還りの血管である静脈側のポンプは手足の筋肉なのです。したがって、手足の筋肉の緊張がないと血液の還流は促されにくく、自律神経の働きも低下し、静脈側の血管の緊張も保てません。

運動を行えていない疲弊した体では、当然、心臓の負担は大きくなります。

また運動でつくり出される乳酸は、たまり過ぎると筋肉の疲労につながりますが、一方で心臓にとっては脂肪酸、糖質と並んで重要なエネルギー源の一つです。適度な運動はそのエネルギー源をつくってくれますが、普段から運動不足となると乳酸の供給が十分得られず、三者のエネルギー供給のバランスを崩してしまいます。運動をして筋肉を動かすことは、心臓の負担の軽減とエネルギー供給になるのです。運動自体が必要な血液を送り出す心臓ポンプの働きを促すことで、心臓自体の廃用の危険性を軽減することはもちろん、自律神経の働きを改善したり、血管拡張やカロリーの消費を促したりして、生活習慣病の予防と治療に役立つことはいうまでもありません。このように、運動とそれに伴う筋肉の量は血の巡りと重要な関わり合いがあるのです。

加齢とともに**20歳時から70歳時にかけて筋肉の量は半分近くになる**といわれており、罹患した際の生命予後とも関連が出てきます。最近、痩せた人が高死亡率であるとする報告がよく見られます。これは血の巡りを保つことに重要な鍵を握る運動量と筋肉量との関連もあるのではないかと考えられます。

7　高齢者と脱水

高齢者の血の巡りが落ちやすくなるもう一つの理由が、**脱水になりやすい特徴**です。

血液は、その約45％が細胞成分である血球（赤血球、白血球、血小板）であり、血球を取り除いた液体成分である血漿が全体の55％を占めます。この血漿は10％の溶質［蛋白質、食餌物質（糖、アミノ酸、脂肪）、代謝産物（尿素、尿酸、クレアチニン、乳酸）、呼吸ガス（酸素、二酸化炭素）、調節物質（ホルモン、酵素）など］と90％の水分から成ります。この中で急激な血液絶対量の変化に最も関係が深いのが水分量です。何らかの原因で体液量（細胞外液量）が減少した状態を脱水といいますが、高齢者は脱水になりやすく、それはすなわち血の巡りの低下につながることになります。以下に高齢者の脱水に陥りやすい理由を考えてみます。

〈**補**＝体液（水分）の構成は、大きく細胞内液と細胞外液に分けられます。細胞内液は細胞の中にあって、細胞の活動を維持するために必要な、化学反応の溶媒としての働きを担い、細胞外液は細胞の外にあり循環することで生体の環境を形づくっており、細胞に必要な物質の輸送経路にもなっています。体液量は体重の約60%であり、内液が40%、外液が20%の割合です。外液はさらに、その16%を組織間液が、4%を血液の液体成分である血漿が占めています。〉

まず、脱水に至るリスクを高齢者の日常生活の中に見てみましょう。高齢の方は、廃用からの四肢運動機能の低下や脳卒中による麻痺、あるいは関節の痛みなどで、自分の思い通りの動きが取りにくくなります。このため、水分を積極的に摂取する機会が少なくなることや、水分を取ることでトイレに行く回数が増えると間に合わずオシッコに失敗したり他人に迷惑をかけるのではという不安から、水分を控えられる方がよくいます。また、心疾患などで利尿剤を服用され、薬剤性脱水の危険を持っている方も数多くいます。肺炎その他の感染症に罹患した高齢患者さんでは、現疾患の症状は目立たず、経口摂取の低下が主症状であったり、不安定歩行がその症状として見られ、結果的に水分摂取の低下に至ったりするケースなどもよく見受けます。このように思い通りにならない環境や、自分の意図とは関係ない状況により高齢者の脱水のリスクは増大しやすくなっています。

図26　加齢に伴う身体構成成分の変化

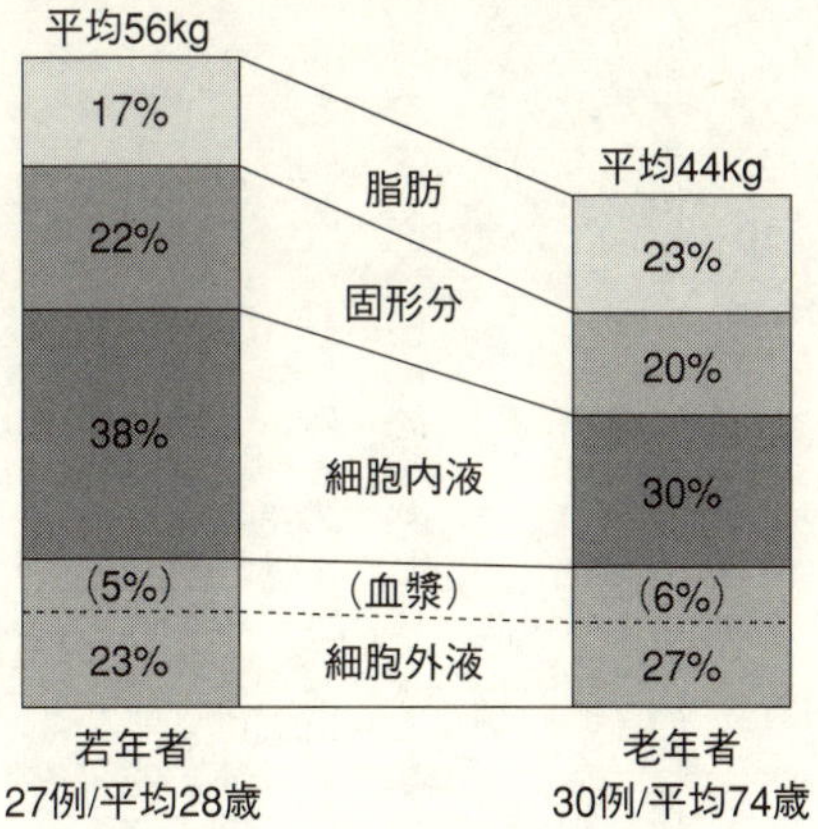

藤原恒樹『日老医誌 』(1965;2:137)より

次に、脱水のリスクを高齢者の生理的変化から見てみましょう。一般的に中年になると私たちは肥満傾向になるきらいがありますが、高齢者では加齢が進むと体重は減少してくることが多くなります。これは各組織の細胞の可塑性が乏しくなり、細胞数や細胞容積の減少が各臓器や骨格筋で構成される体重の減少につながるためです。

細胞が減ったり小さくなったりするということは、すべての細胞の中にある水分（細胞内液）の絶対量が減るということです。脱水で問題となる血漿は細胞外液に含まれますが、細胞内液は必要に応じて細胞外液へ移行し外液を補う役割があるため、内液の減少はその補充機能を低下させることとなります。また加齢に伴う細胞内液の減少率は他の身体構成成分に比べてより高いため、高齢者の体重減少は脱水のリスクを高めることになるのです（図26）。

この他に加齢に伴う腎機能の低下や、口渇中枢の衰えも脱水のリスクを助長する要因に挙げられます。腎臓は排泄機能によって体内の水分や電解質のバランスをコントロールするわけですが、年齢に伴う濾過《ろか》機能の低下や腎血流量の低下により、そのコントロールの働きが落ちていきます。口渇《こうかつ》中枢は体内の水分が不足し、血が濃くなって血漿浸透圧が上昇すると刺激され、のどの渇きを感じ、水分が欲しくなります。この働きも高齢者になると落ちやすく、口渇感を感じにくくなっており、水分摂取が不十分になりやすいと考えられています。

以上のように、高齢者の血液中の水分は減少しやすい危険性を多く抱えており、血の巡りの低下を招くこととなり、病気の罹患や命に関わる危険、状態の不安定性は若年者よりも高くなります。

8　血の巡りとケア――循環不全および廃用の予防と治療

これまで述べてきたように、高齢者は過度の安静で容易に血の巡りが落ち、この変化が急激に起こると常に命に関わってきます。このリスクをできるだけ軽減しなければならず、またリスクの軽減が体力や生活の質の向上をもたらします。そのことを踏まえると、血液循環の悪化防止や改善は高齢者ケアの基本的認識の一つです。

循環不全および臥床《がしょう》に伴う合併症を予防するには、不必要な臥床を避け早期離床を促し、下肢を中心とした自動他動運動（屈伸運動、足踏み、歩行等）が重要となります。臥床時間が長くなり、運動開始時の有意な体力低下が疑われるときに行う運動量は、心拍数で考えると、予測最高心拍数（[〔220±20〕－年齢]／分）の65％以下にし、1分間の心拍数を20程度増加させる負荷を目安にします。健常者の持久力増進の運動は最高心拍数の50～80％の範囲での有酸素運動（息の切れない運動）が良いとされます。運動の前後には、ストレッチやクールダウンを心がけます。ストレッチは筋肉や筋膜の柔軟性を高め、組織の循環をあらかじめ良くしてくれますので、局所の負担の軽減と運動効率の改善につながります。クールダウンは、疲労の原因となる筋肉内に溜まった乳酸の除去を促してくれます。このような運動の頻度は1回20～30分程度で、週に1～2度は休むか軽く済ますのが良いとされます。

また、水分摂取を奨励し、摂取量のチェックや尿量の把握に心がけます。水分量は、心不全や腎不全がなく屋内生活が中心の方は食事以外に1～1・5リットル。屋外での活動がある方は2リットルを目安に取ってもらいます。高血圧を心配し塩分制限をしている方がいますが、過度の摂取制限は禁物です。とくに夏場に汗を多くかく方は、あまり制限する必要はありません。逆に、食事以外にも清涼飲料水などで積極的に塩分補給してかまいません。猛暑の中で水分や塩分を補給せずにいると熱中症になりやすいことはよく知られており、昔の炭鉱夫が塩をなめながら作業をしている様子が描かれている絵や写真も目にすることがあります。塩分摂取の低下が命に関わらなくとも、全身の倦怠感や持久力の低下、うつ状態やせん妄状態などの精神症状で来院する方は多くいます。

また、長時間の臥床は前述のように循環血漿量の減少を招きます。これらを見ても、水分摂取とともに塩分摂取は必要です。長期臥床患者さんは、座位や体位変換に際して自律神経機能の働きが低下していますので、バイタルをそのつどチェックしながら座位や立位の時間は除々に延長していくべきでしょう。

以上のような状況を念頭に入れ、ケアワーカー（ケアに関わるすべての職種）が関わる場合は、既往歴、服薬内容、平素の水分摂取量や生活状況を知っておくのは当然のことで、基本的なバイタルサイン（血圧は左右差を必ず一度はチェック）に加え、臥床時と起立時の血圧を測定し、起居動作は実際に目で見て確認します。

入院入所や日常生活にあって、状況による気温の変化は循環や血圧に影響が大きいものとして考慮に入れなければなりません。冬場は気温が下がりますが、恒温動物の人間は体温を保とうとするため、交感神経が緊張し末梢の血管が収縮して体表の血流を低下することで熱の発散を防ぎます。この変化は血管を通る血流の抵抗が高くなることになりますので、血圧は上昇しやすくなります。夏場はその逆で、体温の上昇を抑えるために、体表の血管は拡張し血流を増やすことで熱を発散しようとし、血圧は低下しやすくなります。若年時は血管に柔軟性があり、自律神経の調整も素早いため、この変動は目立ちません。高齢者は動脈硬化が進み、自律神経の調整作用も弱くなっています。血液の絶対量が低下し、その流れを調節補充する働きが衰え、身体能力や環境面でも障害が見られ、気候や温度など状況の変化の影響をより受けやすくなっています。

夏場に多い立ちくらみや脱水だけでなく、入浴、日向ぼっこや急激な暖房などでも血圧が低下し、循環不全に陥り意識を失うことが珍しくありません。元気で自立していたおばあちゃんが縁側で日に当たっていたり、コタツで体を温めていたりしただけで、意識を失って救急搬入されることなどはしばしばです。その場の状況が改善されなければ致命的になることもあります。入浴中に、血圧が急激に変動し、意識を失ったり、脳血管障害を併発したり、あるいは心臓の負担が増加したりして、突然死するケースは高齢者に多く見られ、東京都老人総合研究所の発表では、全国で年間約1万4000人の人が入浴中に急死しているとのことです。これに東京23区内入浴中急死データの高齢者比率をあてはめると、65歳以上の死亡はその約80％で、1万1000人にもなるといいます（平成11年度データ）。このように気温の変化や重力の影響に対し、体の恒常性を維持する働きは高齢者では最も脆弱《せいじゃく》となっている部分の一つです。

環境の変化に対応する血管の柔軟性と自律神経の働きは非常に重要ですが、その機能の改善の鍵はやはり運動と水分摂取です。高齢者の血液循環について日常生活および病院や施設のケアであまり留意されることがないのが、ベッドの配置です。高齢者の生活は清潔さや健康感が重要視されるため、日当たりの良い場所が好んで選ばれます。自分の意思で

表4　廃用症候群の原因と対策

廃用症候群	原因・誘因	予防・対策
筋萎縮	自動運動↓	腱側を含めた早期自動運動
関節拘縮	関節運動↓	ROM
骨萎縮	重力負荷の欠如、筋縮↓	腱側を含めた早期自動運動、起立訓練
尿路結石	骨粗鬆症、バルーン留置	骨萎縮の防止、バルーン抜去
膀胱炎	バルーン留置、脱水	バルーン抜去、水分摂取
尿失禁	排尿機会の欠如	バルーン抜去、排尿訓練
褥瘡	圧迫、低栄養	体位変換、栄養管理、清拭
胃腸粘膜の萎縮	絶食	経口経管栄養の早期開始
便秘	体力↓自律神経機能↓	早期離床、繊維摂取、水分摂取
沈下性肺炎	臥床、肺の拡張↓	体位変換、ベッドアップ、適切な座位、呼吸リハ
心肺機能の低下	長期臥床、運動↓	自動他動運動、早期離床
静脈血栓症	血液環流うっ滞	自動他動運動、早期離床、水分摂取
起立性低血圧	重力負荷欠如	座位訓練、早期離床、水分摂取
知能の減弱	知的刺激↓	会話、作業療法、言語療法
昼夜逆転	日中刺激↓　夜間の不眠	環境整備、日中の刺激
自立心の低下	過度の干渉・介護	目的を持たせたリハビリ

安藤富士子『廃用症候群と寝たきりの予防』（Medicina,32:1348−1351,1955）より一部改変

移動が自由に行える方はあまり問題ないのですが、簡単に移動できない方が窓際や日当たりが良すぎる場所に長時間いると不感蒸泄（知らず知らずのうちに汗や呼吸で失われる水分）が多くなり、脱水や血圧下降のリスクが高くなりますので留意しなければなりません。

季節によっては、日当たりの良い窓際と日のあまり当たらない廊下側での失われる水分の差は1日500〜600ccあるいはそれ以上のケースもあるといいます。体重が少ない虚弱老人や、廃用の目立つ方、脳血栓や閉塞性動脈硬化症など血流低下のリスクを負う方などの配置は、その部屋の温度差も考慮しながら廊下側窓側というよう

にベッドの場所を変えたり、体重をこまめに計り変化を見つつ、水分摂取を積極的に進めたりしていくべきでしょう（当然、本人の認知機能やストレスの有無等、精神面も考慮されなければなりません）。

治療に関しては、成書で記載されており、ここで詳しくは述べませんが、適切で素早い対処のためには、家族やワーカーのこまめな観察と専門職への報告、連絡、相談は欠かせません。

9 高齢者医療の流れと問題点

若年患者さんの場合、病気の罹患は治ってしまえばそれで問題解決です。しかし、高齢の方の場合はそういうわけにはいきません。機能障害や生活障害が残りやすく、環境面や精神面にも配慮が必要であることはみなさん周知の通りです。そのため医療という点のアプローチのみでは限界があり、保健や福祉を含めた点を線につなげる継続した系統的な関わり合いが必要となります。高齢者の罹患は回復力が乏しいことを考えると予防が一番なのは分かっていますが、予防が完璧なら人間は死にませんので、現実はそういうわけには

図27　罹患高齢者の流れ

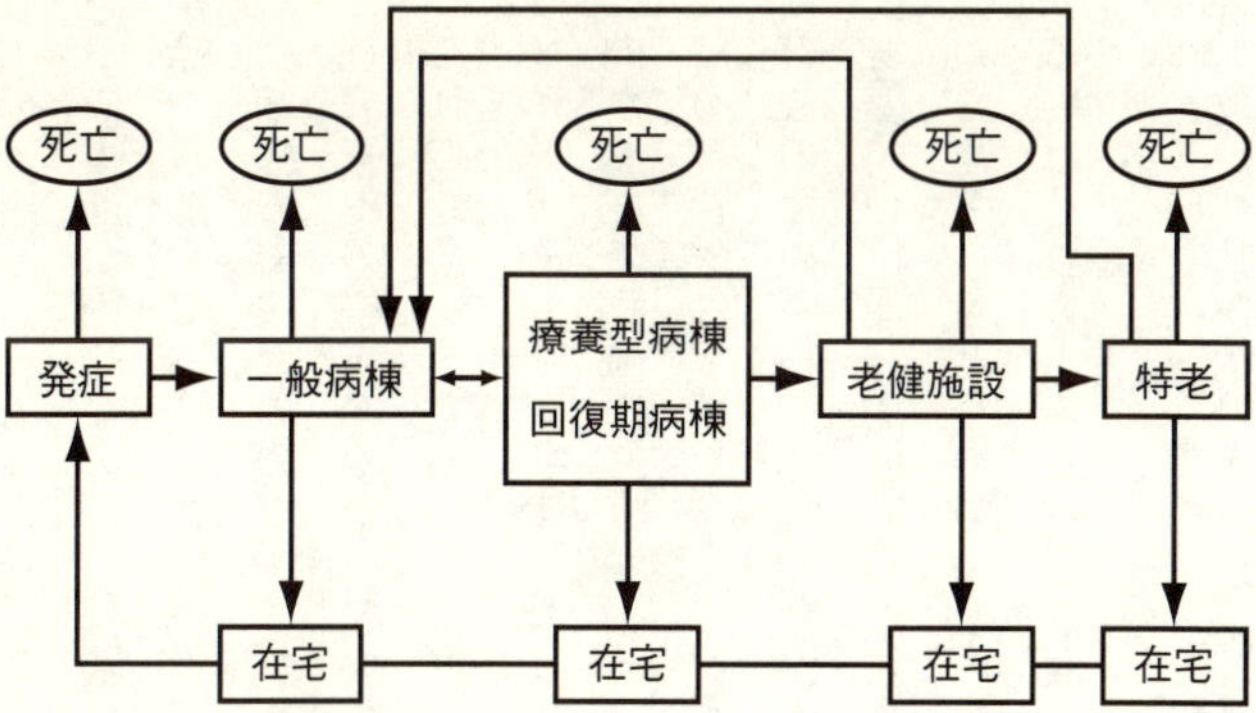

いきません。

病気に罹患した場合は、図27のような経過が今の日本の高齢患者さんの一般的な流れとなります。患者さんが発病し、入院治療が必要と判断されると一般病床への入院となり、点滴、処置や手術を中心に集学的治療が行われます。このあと、この急性期医療の時期を過ぎても医療の部分的継続を含め、罹患によって引き起こされた体力の低下や機能障害、生活障害等に改善が必要であると判断されれば、引き続き療養型病床(回復期病床)での加療が続きます。若年患者さんの場合は、ここまででほとんどの方が退院されます。

高齢障害者の場合は、自立できない方や

さらに体力の向上を目指し中間施設である老人保健施設を利用したり、長期の療養が必要だが在宅への復帰が困難な方は、特別養護老人ホームを利用したりします。最近はインフラ整備が徐々に進んでおり、在宅以外の生活の確保に賄《まかな》いつき老人アパートであるケアハウスや、認知症の方のためのグループホームなどが整備されてきています。このようにハード面は社会資本の整備が次第に整いつつあり、今後もさらに充実してくると思われます。問題は、これら社会資本をいかに使い、その人らしい生活を取り戻していただくための社会システムづくりとケアに携わるマンパワーの確保、そして国民全体が一体となった高齢者社会に向かっての意識づくりができるか、です。

高齢者はその特徴に挙げたように、回復力がなく、体力がなく、気力がなく、時間がありません。このため、初動体制のいかんによって大きく影響を受けます。当然、心身面の脆弱性に考慮し、迅速に的確な対応をすることが当初に求められます。そうでなければ、すぐに弱って寝たきりとなってしまいます。適切なケアが行われるかどうかは、年間、何十万人あるいはそれ以上の高齢者が寝たきりにならなくても済むかどうかに関わってきます。

高齢者医療の初動体制のあり方は、日本の医療制度の大きな問題点の一つです。日本の医療は**自由診療制度**です。誰がどこの病院に行って診てもらっても、自由です。指定はありません。そのかわり、自分の病気に合った適切な医療を受けられるかどうかは保障がありません。この点、欧州に見られる医療制度は異なります。まず初診は、一定の医療機関での受診が決められていることが多く、初診の医療機関では多くの場合、**総合診療医**（幅広くすべての領域の疾患を網羅的に診察判断できる医師）が常駐していて、患者にとってどこまでの医療が必要かを判断します。その結果、同機関で対応可能と判断されればそこで、さらに専門的医療が必要と考えられたときは相応の専門機関への紹介を行います。

つまり、かかりつけ医がいるとして、そのかかりつけ医は日本の医師のような専門分野を標榜する医師ではなく、当初から総合的に診察する訓練を受けた医師であり、その後の治療の方向性がおおよそ判断できる医師ということです。残念ながら日本には総合診療医は普及していませんし、その配備が進んでいるわけでもありません。もちろん、日本の医師も大学ですべての分野の教育を受けてはいますが、総合診療として現場で広い領域にわたって実際の患者を経験する機会はあまりありません。この総合診療医がいて、診療圏内における患者の受診の自由にある程度の規制をかけることで、高齢者にとってより良好な予後と社会負担の軽減が図られます。

身近な症例をあげてみましょう。急激な腰痛で発症したKさん（80歳女性）は、知り合いの勧めで某病院を受診し、そこで変形性腰椎症の診断を受け入院となりました。入院中は安静臥床を中心とした保存的治療が約3カ月間に及びました。この入院加療の間も腰痛は治まりにくく、歩行不可の状態が続きました。症状があまりに長期間にわたるため、家族の判断で他院を受診、そこで原因疾患が大腿骨頚部骨折と判明、加療を進めましたが時すでに遅く、長期安静のため下肢筋力低下が著しく進行していました。結果、歩行はもちろん、移乗能力も獲得できず、さらに認知面も低下し、重度の要介護生活となってしまいました。このケースでは、医師の怠慢が最も大きな問題ですが、前述のような受診の道筋がつけられたシステムがあれば、このようなことにはならなかったのではと考えられます。高齢者医療は最初が肝心であり、当初にどう対応するかでもたらされる生活の質は大きく異なってきます。

別の症例では、長年、両目のまぶたに痙攣《けいれん》を抱えており、このため目の見えにくさを訴え、知り合いの勧めや噂話を聞いて眼科医や内科医を何カ所も訪れた方（70歳男性）がおられました。そのつど、内科的には問題ない、眼科的には問題ない、脳神経外科的には問題ないなどと対処され、この方の医者めぐりは数年に及びました。その間、痙攣がひどい時には連日まともに目を開けることさえできなかったといいます。この方は両側の眼瞼《がんけん》痙攣を呈するメージュ症候群という疾患であったのですが、投薬治療で症状寛解に至るまでの本人の心身的苦痛や経済的負担は相当なものであったろうと思われます。もちろん、前症例と同様、なくてもよい社会負担も膨大なものになります。

以上のような自由診療制度とともに、安易な入院を助長しているのが**出来高払い**から成る診療報酬制度にあります。医療の供給側では病名さえつければ入院や診療行為が可能となります。しかも、その病名が許す範囲での医療行為が可能ですので、検査や処置を行えば行うほど報酬が支払われます。ですから、入院の基準があいまいでも、病名をつけることで事業主の損失につながらないように保険点数を上乗せする工夫ができたりします。出来高払いは今後、次第に**疾病別包括支払い制度**（国から支払われる医療提供者側への診療報酬額が病名で規定）に移行していきますが、病名をつければ医療行為が可能となることにかわりはありません。安易な入院は必要以上の安静をもたらすため廃用への危険性をはらみ、高齢者にとってはリスク要因となっています。

また、自由診療制度に伴う医療費増大に対し、厚生労働省は個人負担を増やす形で多重受診を減らそうとしています。経済的誘導で人の行動をコントロールしようとする手法は、戦後日本の経済発展の副産物のようなものです。ドクターショッピングのごとき〝お医者めぐり〟は若干減少するでしょうが、根本的解決にはなりません。現在認められようとしている混合診療とあいまって、個人の経済力に応じて医療の質の違いを生み、命の受益に関して差別的格差を広げるだけです。

出来高払いと自由診療制度は、戦後の日本医療の発展をある時期までは支えてきました。戦争により主な都市の社会インフラは壊滅的打撃を受け、ベッド数はあまりにも寡少であり、医療提供の量的確保のための医療機関とベッド数の増加は至上命題でした。当時、政府に財源があるわけはなく、経済優先の価値観が主流となる中で、とるべき道はただ一つ、民間資本の導入とその導入を促す医療制度の構築です。そして、自由診療制度と出来高払い制度が取り入れられました。お金の流れるところに人の動きは加速され、人口当たりのベッド数はみるみる増加、１９６５年以降は欧米諸国を追い抜き、ピーク時は１７０万床近くにまで達しました。

この過程で国民医療費の増大と高齢化はぐんぐん進みます。右肩上がりの高度経済成長の中、世間は物の豊かさに価値観を見出し、獲得の心理に喜びを感じ続けてきました。そこには死ぬことや喪失体験など、私たち非高齢者の世界では普段見ることが少ない出来事をタブー視し、無意識のうちに不安を避けてきた過程でもありました。老いることの意味や死生観が社会意識として育ちにくい経済最優先の意識のあり方、この意識のために高齢化社会に向かう国民の意識は立ち遅れ、現在に至っています。今までの医療保険制度や介護保険制度の改革も、経済的負担の増大がすべてのトリガー（引き金）です。負担をどう解決するかが常に優先し、私たちもやがて行く道であることを意識した、高齢者にとっての実りのある本質的な話し合いからの改革は後回しとなってきました。

経済観念優先の意識はまた、受益者と負担者という対立感情を生み、社会保障問題の解決をさらに難しくしています。誰が得をして誰が損をするという判断では、これからの高齢化社会の社会保障は成立しません。受益者の環境問題や経済的課題を私たちがどう負担するかではなく、私たちすべてが受益者であり負担者であるという意識を育て、そのことが明確に分かる社会の制度をつくってゆくべきではないでしょうか。やはり、この意識と制度の問題については、給料の半分以上も税金や保険料負担で負わされても、社会的コンセンサスが得られている北欧の国民の意識や医療福祉システムのあり方を見習うべきなのでしょうか。

以上の制度的・体制的問題は、すぐには解決できません。しかし、医療の提供側としては、高齢者の病態を重視すれば現状からでも対応可能です。それは、廃用合併に対する現場の意識を高め、ケアスタッフも含め共通の認識として強く持ち続けることです。

専門分野ばかりから成る日本の医師は、病気のことには非常に精通しています。ただ、高齢者の生理や病態を考えたとき、廃用合併のリスクを当初から強く意識する医師は依然、少ないのではと感じることがあります。内科外科にかかわらず、当初の機能障害があるなしにかかわらず、罹患の急性期からリハビリを積極的に取り入れたユニットを組むことの有用性には多くのエビデンス（根拠）があります。合併症を減らし、機能改善につなげる可能性を広げる医師の指示（リハビリを行うためには医師の指示が必要です）は非常に重要です。

また、その関わりはリハビリスタッフのみでなく、患者に関わるすべてのスタッフが携わらなければなりません。高齢者の入院患者は、そのすべてが廃用合併の危険性があるとして対応する意思統一が必要です。

10　高齢者医療福祉のチームケア――チームケアとその落とし穴

高齢者の医療介護は一人で担えるものではありません。高齢者はさまざまな因子を持っており、病気に始まることの多い生活障害に関しても同じことがいえます。現場では、医師、看護師、リハビリスタッフ、栄養師、ケアマネージャー、介護職、ソーシャルワーカー、保健師、ヘルパーなど多職種の関わり合いが必要となります。関係職種が多ければ多いほど連絡を取り合い、情報を交換し合っていかなければ組織は機能しません。そのため連携やチームケアのあり方についてよく話し合われます。

チームケアには役割分担があり、役割分担は妥当性と能率を求められ画一化されることが多くなります。医師は病気の治療に関し、ナースは患者さんの看護に関し、ケアワーカーや看護助手は介護の役割を中心とし、リハビリスタッフは機能障害や生活障害の改善についてなど、役割分担はその組織での個人の行為を規定します。この規定により他職種が集まり働く組織の秩序をつくり上げ、効率よく機能するようになります。

一方、この役割分担という決まり事は習慣化されると決められた行為以上のことを考え

図28　チームケアの落とし穴

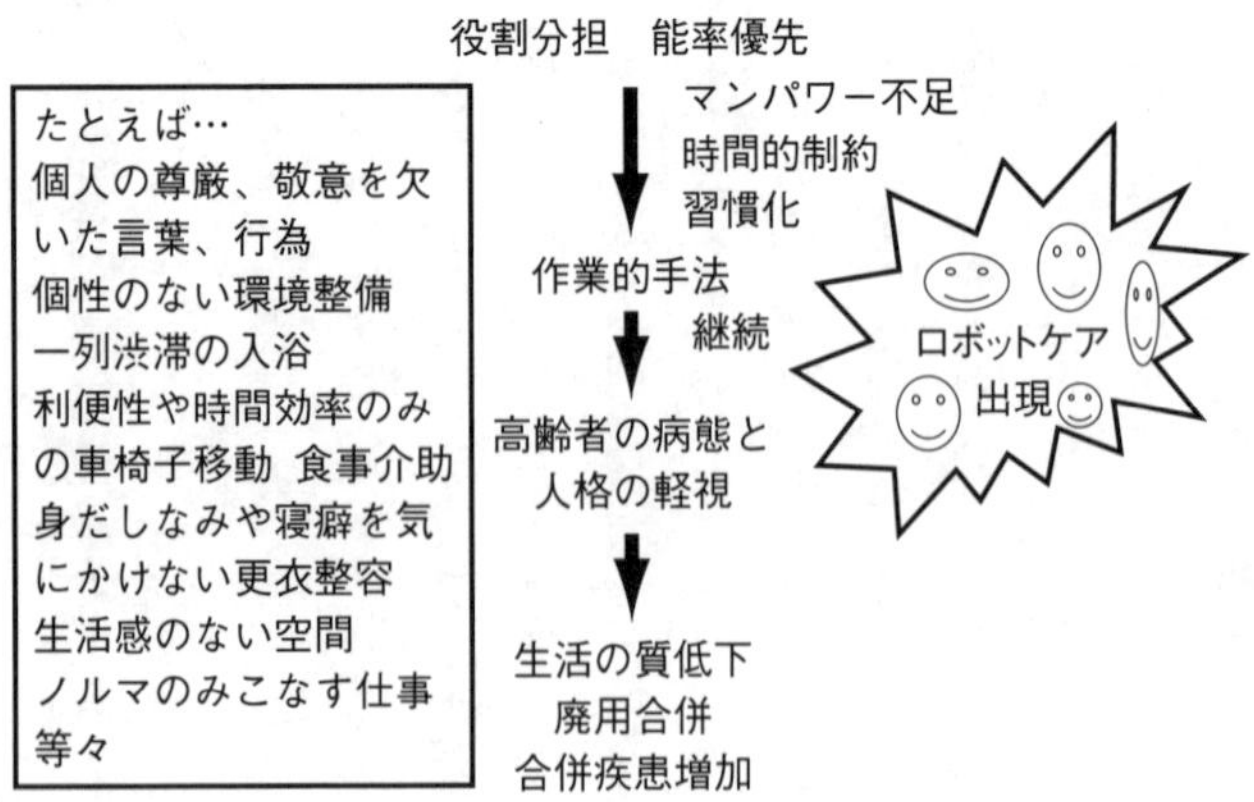

る必要がなくなるため、ある意味で個人を楽にします。これは社会規範（ルール）に見る負担免除に似ています。ルールはそれを守らなければならないため行為を拘束しますが、一方で選択肢がなくなり次の行為をあれやこれやと迷ったり、選択に苦慮したりする必要がありません。これと同じで、役割分担が決められているからには、それ以上のことは求められない気楽さがあるのです。そのため、必要以上のことを感じないし考えない習慣ができやすくなります。これは役割分担のあるチームケアの一つの落とし穴です（図28）。

　この状況にマンパワー不足、時間的制約、さらに無意識に対立概念（「目の前にいる患者さんの姿は自分の未来の姿であるから、ケアの問題は自身の問題でもある」という意識が薄れ、提供者側の立場を場当たり的に都合よく解釈した一方通行の対極的意識の増大）が加わると、作業的ケアとなりがちです。高齢者の生きる拠りどころはこころのあり方なのです。チームケアは何のためにするか。その本質的目標は、医療や福祉を通して患者や利用者の人生や生活を支えるためにあるのです。ケアのためのチームではなく、人間のためのチームです。ゆえに、人間と人間の生きる拠りどころを支えなければ、チームケアは価値を失います。

また、スタッフは最初からスタッフであるわけではありません。チームがつくられる前にその役割の個人であるように、職種に携わる前に、年齢相応の人間であり、男であり、女なのです。チームの一員として患者さんに関わる前に、個人として先人を敬うスタンスを持つべきです。自分はスタッフであり、この人は患者という潜在意識を根づかせるのではなく、まず一個人としての尊厳を持つべきでしょう。その時点で、おのずと習慣化している命令口調やため口はなくなります。

物を運ぶように患者さんを車椅子に乗せ、移動のときも声や手をかけることなく、食事することはある意味羞恥的行為であることに気を配らず、ご飯だからと食の味わいや趣を考えず、立ったまま患者さんを見下ろしながら介助し、入浴は一列縦隊で並べ、ベルトコンベアーのごとく順番で次から次に決められた時間内に入浴させ、寝起きで髪の毛が逆立っていても病気や障害のことばかりで気にかけず、手間を省くため訓練を建前に抑制同然の車椅子座位をとり、看護の際の検温でもまさしく検温のみで声や手をかけることが少なく、怪我のリスクや盗難の危険性があるからと余分なものは持参させず……などのようなケアのためのケアばかり行っていては、いつまでたっても質の向上にはつながりません。高齢者ケアの現場では見たくない光景です。

患者さんを誘導するときの声のかけ方一つでも違います。「何々をしてください」と、よく看護師が検査や採血のお願いで患者さんに話しかけます。これは一見、丁寧な言い方のようですが、丁寧なだけでそこに個人の尊厳はありません。その方を尊重するなら、そこに意思を持った人間がいると分かっているなら、「してください」ではなく「していただけますか?」あるいは「してもらえますか?」と個人の意思を確認するように話しかけることが重要ではないでしょうか。理屈っぽく分かりきったことを言うようですが、忙しさの中にもこころのベストを尽くす信念を持ちたいものです。

さらに、今の医療福祉を支える労働者の多くは、いわゆるやらされ世代です。戦後教育の目的は、ある程度上質で個性のない集団を労動力としてつくり上げるためにありました。学生は試験のために勉強し、試験に合った解答以外は価値がない時間を過ごさせられたため、与えられた課題のことだけを考え、それ以上を感じない受動的生き方に馴染んできました。その結果、自分たちで考え、道を開く生き方や習慣が乏しいものになってしまいました。

この教育プロセスは現在でも大きくは変わっていません。貧しい時代を生き、その貧しさから抜け出したいという目的を持ち、昭和の時代を生きてきた人間ならまだしも、親から何でも買い与えられ、スーパーへ行けば日常の欲しいものがすぐに手に入る、あるいは、ローンを組めばたいていの物は何でも手に入るといった、最初から豊かな時代を生きている今どきの若者。自分たち自身で考え感じる習慣がないうえ、何を目的としてよいか分からず生きている人間が多くなっているように思えます。

そのためフリーターやニート（若年無業者）の増加が社会問題にもなっています。これは医療福祉を生業《なりわい》としているスタッフにもいえることです。多くのスタッフは違うと信じていますが、医療や福祉の信念や理念をモチベーションとして目的に向かって働く姿勢が希薄なスタッフがいるのは仕方ないことなのでしょうか。現代のストレス社会にあって、忘れられがちな信念を時々リセットしていきたいものです。

私たちの相手は、物質文明が生んだ車や電化製品ではありません。血の通う、各々異なった歴史や個性を持った人間です。しかもその人間は、私たちがこうして豊かに生活できる社会を苦労してつくり上げてくれた尊敬すべき先人です。そこにある組織は、他人が生きて死んでいくことを自分の生の問題として考え感じる基本的姿勢を持ち、その上で役割を果たしていくという組織でなくてはいけません。ですから、流れ作業的なロボットケアではなく、こころのあり方に沿った個別ケアをできるだけ目指すべきです。個人レベルではそれぞれ役割を持ちながらも相手に対する尊厳と誠意を忘れず、組織レベルではできるだけ個人の生き方に合わせるソフトとハードを有し、向上させようとする信条が今の医療と福祉の現場には必要です。

現代の医療福祉体制は、行政がつくり上げる構造的問題や未熟な保険制度など問題が山積しています。難題が多く含まれる中、現場の人間が今すぐにでも自分たちの意識一つで変えることができるもの、それが個人の尊厳を中心においたメンタルケアです。現状で解決できなくても、「まず、こころある人間ありき」を忘れず認識していれば、徐々に一つひとつの行為が変わっていく可能性が出てきます。その継続が、将来進む道を間違いないものとしてくれます。医療福祉の問題は、私たち健常者がどう生きたいかを問われていることと同じなのですから。

11　これからのチームケア——個の尊厳と多職種のオーバーラップした関わり合い

チームケアの中の役割を認識することは重要ですが、個人に対する尊厳はそれ以上に重要です。また同時に、身体的には精神面とのつながりもある廃用症候の問題を常に認識しなければなりません。前述した、チームとして取り組む課題を考えるあまり、個人の尊厳を忘れるだけでなく、身体機能の低下にも至っていることが間々あるからです。たとえば、転倒防止、移動介助、座位保持訓練です。転倒防止を考えることで安易にベッド柵を構えたり、ケアワーカーの都合で必要以上の抑制につながったりでは、心身ともに拘束されてしまいます。移動介助の際にも、転倒防止や時間的節約として習慣的に車椅子に乗せることが積み重なると、介護による廃用を助長します。

あるいは、車椅子に座ってもらう名目で、デスクに車椅子をぴたっと寄せストッパーをかけ動けないように転倒しないようにと思うあまり、抑制につながっている場面はないでしょうか。入院入所の必要性があれば、その状況はそれなりに仕方ないと思っている人が多いと思いますが、その施設内に留め置くこと自体、行動の抑制です。どんな理由があったとしても、体力の低下や思考能力の低下を導いてしまう可能性があることは事実です。前述したように、高齢者にとっては廃用の問題は深刻です。チームとしてこの点を意識すれば、どう対処するでしょうか。

ケアを精神的ケアと身体的ケアとに分ければ、前者は何度もいいましたが喪失の心理の理解、生き方や個性の重視などに始まります。一方、身体的ケアに関しては医療、看護、介護、リハビリなどの要素はありますが、廃用症候の問題はすべての要素に関わってきます。ですから、すべてのスタッフは常に廃用に対する問題意識を持っていなければなりません。

現在、リハビリ機能はどの施設も充実してきていますが、リハビリスタッフのみで高齢者の脆弱性に対応するのは物理的に限界があります。あるいは、刺激を与えなければ一人では弱ってしまうのが高齢者です。そのため、身体機能改善の面でも、精神的改善の面でも、携わる人間を少しでも多くするに越したことはありません。役割分担はありますが、それ以上にこのような意識を共有する部分が重要なのです。医師も看護師も介護職も栄養

図29　ケースカンファレンス

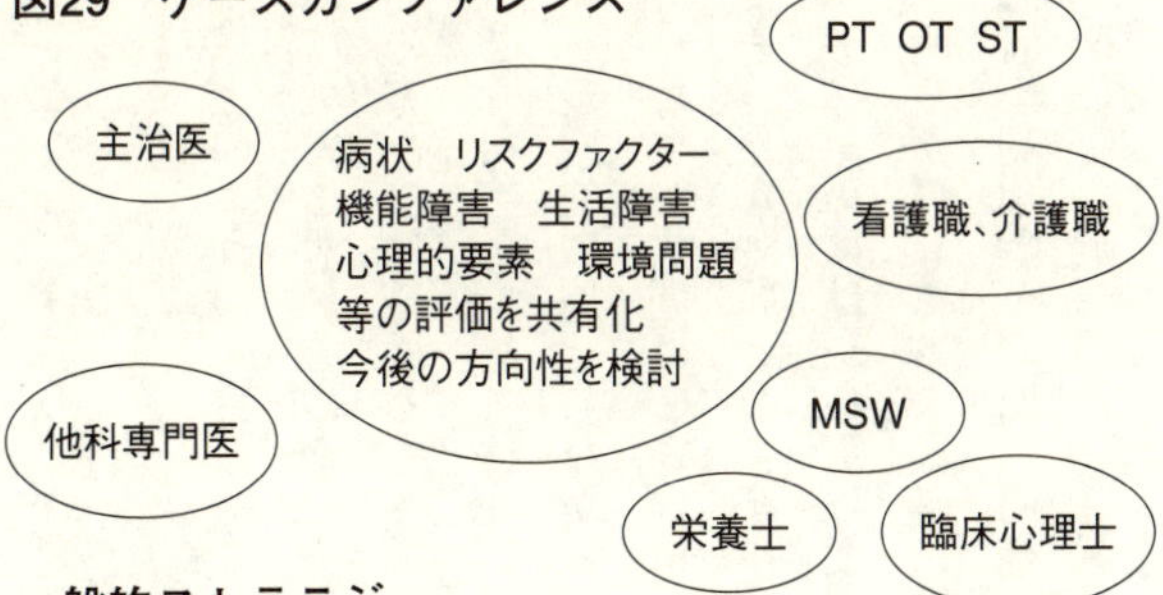

一般的ストラテジー

・急性期リハ　早期離床　早期装具処方　早期家屋（家族）評価
・職種にとらわれないリハビリテーションへの取り組み
　医師も看護師も介護師もリハスタッフ

・メンタルケアの充実　生活史、個性の反映
　拠り所を支えるケアのあり方の継続

士も、すべてがそのためのスタッフです。廃用防止のために最低限必要なリハビリに携わる部分の共有はあるべきでしょう（図29）。

具体的には、診察や検温チェック、清《せい》拭《しき》のときに必要に応じての四肢関節の曲げ伸ばし、あるいは呼吸介助など、簡単なものは当初に指導を受ければ誰でもできます。リハビリには理学療法士（下半身の機能改善中心）、作業療法士（上肢の機能改善中心）、言語療法士（言葉の理解や発語、咀嚼機能改善）がいますが、このスタッフ間の認識でも同じです。言語療法の際にも四肢の曲げ伸ばしや呼吸介助などをやっていいのです。自分のテリトリー（領域）のみの対応では、高齢者の脆弱で多様な病態に対応することは困難です。その点、携わる機会が多くなるだけでも、急変しやすい不安定な高齢者の病状の対応にも即したものとなります。

以上のようなケアのあり方は、今、どの施設でもカンファレンスや各種委員会で検討されていると思いますが、やはり現場で重要なのは共通の認識として持つ意識教育です。現場の方々には今後とも、ご努力いただかなければなりません。マンパワーの限界は現状の大きな社会的問題ですが、だからといって仕方ないでは前に進みません。ロールプレイなどを定期的に施行しながら、少しでも前進させる姿勢は必要でしょう。当然ですが、組織を指導する人間は、いかに意識教育を進めるか、あるいはいかに職員の意欲を高め継続していくかが課題となります。

そのためには、ある程度限られた時間内での組織の方向性を物心両面で指し示し、目標を明らかにしてスタッフに納得してもらわなければなりません。組織の中でも肝心なのは、患者や利用者との間柄同様、コミュニケーションを通しての信頼関係、こころのあり方となるでしょう。

第六章

日本人の意識

私たちは、将来どうしたいのか、そのためにはどうしなければいけないのか。これからの自分たちの生き方を考えること、今の自分たちはどういう意識や価値観を持っているのか、あるいは何故そういった意識を持つに至ったかを知ることが、これからの道を考える上で重要になってきます。私たちの意識が社会をつくっているのですから。

1　戦後と日本人の意識

人の意識は、個人の基本的人格のもと、育った状況と教育の内容に世相や世の出来事が影響し形成されていくといいます。現在の日本は、戦後の荒廃した時代を出発点として経済大国に至りました。敗戦当時、日本人は心身ともに大変なストレスの中にあったでしょう。戦後復興を目指し、世の意識はそれまでに奪われたものを取り戻そうということになりますが、それはまず何よりも食と物です。敗戦の体験は日本国民にとっての喪失体験であり、自己否定です。政治的・文化的なものはそこに価値を見出すことが困難ですし、世のあり方を説いても、こころを説いても、空腹感は満たされず、物も獲得できません。この状況に加え、アメリカ流浪費社会の物質文化に感染させられたことが、経済的価値判断優先に拍車をかけました。ゆえに文化的・宗教的・倫理的・政治的充実は後回しとされました。これはごく自然なことでしょう。背に腹は代えられません。しかし、それは結果的には国民の意識に問題を生じさせてきました。

経済強化のためには、何よりも働ける人材が必要です。人材はただあればいいというものではありません。質が求められます。そして、そのための教育が必要です。また、大量生産を効率よく進める組織をつくるには、独創的な人間ばかりが集まってもらっては困ります。生産現場に必要な人材は、みな押しなべて同じような考え方をする平均的な人間の育成が求められます。ですから、戦後教育のあり方は一貫して「従順な組織人間をつくるべし、個性ではなく知能を育てるべし」であったのです。

残念ながら今に至っても、その画一性や試験選抜などに見られるように、教育システムは抜本的には変わっていません。こころのあり方の教育や評価は飾り程度のものとなっています。もちろん、教育者の方々は個々のレベルでご尽力されていると思いますが、家庭内教育の問題もさることながら、今の日本には線につなげる一貫した精神教育のシステムが存在するでしょうか。

そして、さらに少子化が進む時代です。一部の学校では進学率や就職率を広告塔として生徒を躍起になって集める運営が目標となり、ところによっては生徒に掃除もさせず、お客様扱いです。知育中心の流れは、一向に変わる様相がありません。教育には知育、体育、徳育があるといいますが、日本の学校にみる徳育の流れは、少なくとも主流ではないようです。

経済強化のためにはまた、民間資本が自由に動くことが必要です。必然的に資本主義の基本は自由競争となっています。競争が自由なのですから、そのためにはあらゆる手段が講じられます。ただし、罰則が加わると不利益になりますから、法に触れない範囲での行為です。**法**は人間らしい社会を形成するための**社会規範**の一つです。社会規範の中には、法の他に**慣習**と**習律**があります。慣習はいつも慣れ親しんだパターン化された行為で、お箸《はし》を使う習慣や、お刺身を和食器に盛るといった日本人らしい習慣行為などがそれにあたります。習律はいわゆるマナーで、良識ある行いであり、場合によっては白い目で見られたり、注意されたりと非公式な制裁を加えられることもあります。

社会規範は、世の中を人間の社会らしくつくり上げるためのルールです。その社会は人間関係で出来あがっています。人間関係はボルトや接着剤でつなげられているのではありません。こころでつながっているものです。こころの繋がりが人間関係であり、社会です。

自由競争においては、法に反しない限りの行為がとられますから、慣習や習律のことは少しばかりはいいだろうということになります。自分たちの行為が、今までそれなりに理由があって守られてきた慣習や習律に関わろうと関係ありません。

大手量販店は次々と店舗を拡大し、進出された地元の商店や地場産業を疲弊させても、競争力がないから、あるいは自由競争が許されているからと手を緩めません。景観や町並みよりも、利便性や需要があれば法の許す限りマンションはどんどん建築されます。その中には、日本人らしい和の精神や、情緒志向がつくらせた精神文化があります。競争によってそれら日本人のこころが人間関係の中にあるルールとして根づかせた慣習や習律、あるいはその精神的意味合いは無視されるケースがよくあるのです。習律や慣習は、大脳が生み出す高等感情である倫理観や道徳観が社会規範として具現化したものといえるので、その低下は豊かな人格を損なうことにもつながります。

物で豊かさを感じることは悪いことではありませんし、人間が獲得したものに存在の喜び（生きがい）を感じ、その感情を意欲につなげて今の文明社会をつくり上げてきたことは事実です。ただ、現状では知能とこころのバランスのとれた人格者が育ちにくく、大きな社会問題にもなっています。自由であることは、社会的な責任ある行為に裏づけられて許されるものであり、自由が一人歩きすれば人間関係は希薄となり、独りよがりの人間ばかりとなってしまいます。人間関係にこころを見出せない人は、より豊かな精神社会を形成できません。

私たちの職場でも同様です。患者さんのこころを理解できない医者などは、まさしくその最悪の産物です。不安だらけで受診されている患者さんのこころの理解もできず、必要な診療内容の説明もろくにせずに、だからあなたは駄目なんだと言わんばかりに偉そうに説教する医者や、人の目を見ず機械がしゃべるように冷たいものの言い方しかできない看護師。挨拶をしても知らん顔で行ってしまう新人スタッフ。日常でいえば、電車の中で他人の迷惑を考えず携帯で話しまくる女子学生や、車内のフロアを占拠する学生。必要以上に横暴なオバタリアン。言い出したらきりがありません。

時は流れ、以上のごとき教育システムや日本社会にある歪んだ価値観の中で育ってきた世代が、自分たちの子を持つ時代となっています。後述する親子関係のこころの距離とあいまって、児童虐待、家庭内暴力、あるいは子供との接し方が分からないなど、浅薄な親子関係が露呈するのは当然でしょう。

社会をつくり上げる最小単位は家族です。家族の絆の弱いばらばらな状態で、本当に豊かな社会は築けません。頭で考えて利便的判断をするばかりでなく、こころの豊かさを意識できる社会としなければなりません。コミュニケーションに日常の時間を割き、経験を大切にし、その過程で良識ある豊かなこころをつくり上げることのできる人間関係と社会を構築することができれば、生きる喜びのある人生を最後まで送れると思うのですが——。

2　現代文明社会のパラドックス

人の行為は、何らかの目的を達成するために行われます。この「目的」からの視点で行為を分類すると、それは**自己充足的行為**と**手段的行為**に分けられます。

自己充足的行為とは、ある行為をすること自体がその行為の目的となっている場合であり、スポーツをしたり音楽鑑賞したり、読書をしたり、食事を取ったり遊んだりといった行為です。一方、手段的行為とは、その行為自体が目的とはならず、いま行われている行為が別にある目的を達成するためにとられる手段となる場合で、学習、仕事、農業などはその典型です。手段的行為は、目的を設定しそれを解決するために今の行為を決めていく能力（知能）を持った私たち人間の成せる業《わざ》であり、その積み重ねによって現在の高度文明化社会をつくり上げてきました。

それぞれの行為にあるこころの違いを考えてみると、自己充足的行為は行為自体が快楽を与えてくれたり欲求を満たしてくれたりして、しかも即時的です。ですから、ストレスが発散することはあっても、溜まることはあまりありません。それに比べて手段的行為では、いま行われている行為そのものは自己を満足させてくれるわけではありませんので、目的が達成されるまでその行為に耐えなければなりません。ですから、ストレスが溜まることが多くなります。

世はストレスだらけです。仕事のストレス、人間関係のストレス、経済的ストレス、社会不安や健康不安など、私たちの今とこれからには不安が満ちみちています。現代社会は高度文明化社会であり、一言でいうと豊かで便利、とりあえずの物は簡単に手に入れることができます。文明化社会がもたらすこの便利さは、まさしく自己充足的行為の連鎖であり、私たちの望むところで物質的に満足を与えてくれますが、その反面、私たち自身の精神面に対してはあまりよくないことが多くなります。つまり、簡単に目的を達成できるため、肝心な目的（この肝心な目的とは、往々にして簡単に達成することはできないものが多くあります）に至る、あるいはすぐには思うようにならない出来事に対し、我慢しながら物事を運ぶ精神的耐久力が乏しくなってくるのです。

たとえば、スーパーに行くとレンジでチンして出来るお惣菜や、調理されたお刺身が山のように並んでいます。一昔前までは、原材料ばかりの食材や、魚は刺身にしてない状態で置かれることが多く見られました。今、その時代のようにせっせと食材を選び、手間を惜しまない食事の支度が毎日できるでしょうか。思わずチンする念仏料理に手が伸びてはいないでしょうか。昔はこまめに作っていたおせち料理が、今も作れているでしょうか。あるいはその昔、日本がまだまだ発展途上であった時代、一般市民は貧困から抜け出たい、豊かになりたいと、その目標達成に希望を持ち、時代を堪え忍んで頑張っていました。そして、幾年の努力の末、土地や家屋、車や家財道具を購入していました。欲しいと思ってもなかなか手に入らず、我慢することを覚えていました。

現代は、違います。物が豊かすぎ、着るものでも食べるものでも、いつでもどこでもたいていのものは手に入ります。人前で子供にねだられれば、人目を気にして、あるいは他の家庭でもしているからと、豊かさを履き違えて物を買い与えます。子供は初めから豊富すぎる物に囲まれて育ちます。とりあえず手に入れようとすれば、簡単にローンが組めます。ちょっとそこまでと、目と鼻の先の距離でも、バイクや車を利用してしまいます。環境が人間を変え育てていくのであれば、便利な現代に育った人間に、フリーター世代の若者に、過去の日本人に見られた忍耐力があるでしょうか。

文明とは、どんどん便利になる一方、私たちから文明をつくり上げた忍耐力を奪ってゆく側面を持っています。ある目的達成のための行為に、いくつか選択肢がある中で一つの行為を選ぶとき、その選んだ理由が、他の行為と比べて便利だから、簡単だから、あるいは他の行為が面倒くさいからなどといったものであれば、それは文明があるがゆえの忍耐力低下のあらわれかもしれません。文明が進む中では、人間は不便な過去には戻れない精神構造となっています。

また高度文明化社会では、手段的行為がより長きにわたって求められます。たとえば、教育課程を見てみると、戦前は小学校から教育され義務教育で教育課程を終了、あるいは義務教育もまともに終えることのできない人がたくさんいました。戦後の高度経済成長を経て現在、教育の過程は長くなる一方です。始まりは幼稚園ですが、いまや幼稚園のための勉強から始まります。中学高校を経て、大学を出て就職しても、その道のプロとなるにはさらに専門的な教育を要します。つまり、高度文明を支え発展させていくには、それを支えるだけの能力を持った人材が必要であり、その人材を育成するための教育課程はどんどん長くなっていく状況です。

これは、とりもなおさず、ストレスの長い時間を生きていかねばならない今の世の中の象徴といえます。また、この間に初期の目的を見失うこともしばしばです。

高度な文明を支えるためのストレスの遷延と、築き上げた文明がもたらすストレスに対する耐久力の低下。この逆説的過程を私たちは生きていかなければなりません。ここにも、こころの問題が大きく立ちはだかります。

3　ライフスタイルと意識教育

戦前の日本の家族には、大家族が多く見られました。子供はその成長の過程で両親だけでなく、多くの兄弟、祖父母、近隣親戚などと接することが多く、そのため人格形成の重要な幼少時に両親を中心に、その行為や言動を手本の対象（モデリング）としてみる機会が多くありました。ですから「子供は親の思い通りには育たないが、親のする通りには育つ」といいます。人間は、親や家族に対する依存性が高い生きものです。生まれても他の哺乳類のようにすぐに歩けませんし、自立するまで長い時間を要します。親や家族への依存なしには生きていくことができません。

人間にとって成長するということは、依存を意味します。ですから、親の影響は絶大です。子は親の背中を見て育つわけです。逆に世間一般には、親の顔が見てみたいなどと言い、その人間の人柄は親からの譲り受けであることを言い慣わしています。しかし一方、子供は知的には成熟しているとは限りません。そのため、幼少時から深い考察をもって親の言動を理解することはできません。子供の人格は基本的感情が中心となっており、まず命を守る感情から出発し、大脳新皮質における知能の発達とともに高等感情を成熟させていきます。このような子供のこころの成熟を促すのが教育なのです。

戦前に見る大家族においては一人で子供を育てるわけでなく、大勢の人間の関わり合いがありました。お父さんお母さんはもちろん、おじいちゃんおばあちゃん、おじさんおばさん、お兄ちゃんお姉ちゃん、妹弟、いとこ、またいとこなどなど。すなわち、家族で社会を形成し、人間関係の基礎を体験的に学習していました。ですから、人格形成のための家庭内教育に大きく偏《かたよ》りを生じることがありませんでした。これに比べて現在では、大家族が珍しく、核家族化が進み、さらに核家族自体の構成人数も減少しているため、子供が親兄弟と接触し、家庭内教育や人間関係を学ぶ機会が限られる傾向にあります。そのため両親の影響はますます大きくなってきます。とくに母子密着の傾向が強い日本の家庭では、一人の親からのみしか人間関係を学べず、その教育内容が親の人格や性格に左右され、偏りをより顕著にする危険性を持ちます。

ある親はストレスにさいなまれ、自身が日頃の出来事一つひとつに不安を感じやすく、よく子供を怒ります。子供は親の考えを読み取る理解力はありません。ですから、受けた感情がそのまま残ります。怒られればいやになり、叩かれると腹が立ちます。自己否定ばかりされては、人間はやっていけません。こころが荒廃し、こころの距離（絆）も離れる一方です。

他方、ストレスをうまく避けたり昇華できたりしている親は、「子供は物事の判断はできにくいのがあたりまえで、それよりもこころのあり方を考えてあげることが肝心であり、自分の不安や焦燥を怒りや暴力で昇華すべきでない。日頃から自分の気持ちに冷静さを欠かないように……」と認識し、ストレスからくる短絡的な感情を抑え、子供を必要以上に責めることはないかもしれません。このことは、子供の知的成長とともに次第に高等感情として理解され、記憶として再現され、生育とともに心に残り親子の絆を強め、同時に人間形成に大きな意味を持ちます。一般的な怒りは自分の存在の不安に対する反応ですから基本的感情に近いことが多く、叱るのは大脳皮質が絡み人間関係を考えたうえでの反応であり、高等感情です。**怒ると叱るは、違うレベルの精神活動**なのです。

欧米にも核家族化は近代社会への変遷の過程で見られてきました。しかし、その過程で日本ほどの問題を指摘されることがないといわれます。それには、日本民族に元来ある勤勉な国民性と、「男は仕事、女は家庭で家事育児」という性別役割分業の考え方の影響が依然として残っていることが考えられています。そのため父親不在、父性喪失につながりやすく、大家族に比べて親子の親密度がより高くなる核家族では、母子密着に至りやすい傾向が指摘されます。結果的に保護し包み込む母親の存在のもと、精神的な壁となる父親の不在が、自分で考え感じ行動する、あるいはそうした過程の中で育てられる成熟した高等感情を中心としたこころの形成の第一歩を阻んでいることになります。

また、核家族化が進む中、住宅環境も変化してきました。今はどんな家庭でも子供部屋があります。これは、受験やプライバシーを重視し、子供に個室を用意することで勉強や私生活に自立を促せると思っている意識が日本の親たちにあるためといわれます。世帯人数が減り、さらに個室化傾向となっている核家族は、大人数一部屋の大家族に比べると、家族のコミュニケーションが断然少なくなります。一つ屋根の下に生活しても、「おはよう」「ただいま」「ご飯は?」程度の会話しかしなくなっている家族も珍しくありません。部屋の壁をつくることが、家族同士のこころの壁もつくってしまっているのです。

コミュニケーションがとれにくい環境では、人間関係は育ちません。人間関係をつくるのはこころですから、こころも育ちません。人間の社会性は、知性と経験から育まれた高等感情で出来あがります。かつての子供は、大家族や近所づき合いで社会性を養われていました。そこに、こころを育む教育力がありました。今はこういった環境がほとんど見られなくなっています。また、感情を短絡的に表出しすぎては子供にストレスをかけすぎることになると述べましたが、家庭内のしつけには意識して叱ることも当然、必要です。家族内で互いにこころの距離があり関係が希薄になると、叱ることにためらいが生じ、悪循環となって絆を強める機会を失い続けます。そして結果的には、健全な人格教育をより困難にします。

以上のような点を親たちが認識し、これに代わる環境整備や意識改革ができないと、理解し合おうとするこころの乏しい人間が多くなるのではないでしょうか。ライフスタイルの変化に伴う親子関係の偏りと環境の変化があいまって、日本の家庭教育も迷走しているように見えます。

4　日本人の民族的特長にみる意識

日本は島国です。そのため、他民族からの侵略や民族の存亡の危機に晒されることなく歴史を刻んできました。一方、欧米をはじめとする大陸の国々はその歴史が異なります。島国の周辺の海に境界されるごとき国境線は、あってないようなものです。常に侵略や略奪、民族存亡の危機に晒される歴史をたどってきました。隣の国が滅ぼされ、命を奪われ、財産を奪われればその次は自国です。明日はわが身の悲しい歴史を幾度となく繰り返してきたことでしょう。

人間は、自分らしさを獲得することで幸せを感じて生きてきた生きものです。その自分らしさは、自主独立の意思と工夫に基づいた平和があってのゆえです。そのため、受動的な生き方は許されません。常に、自らの意思に基づいて主体的に生きていかねばなりません。これはその民族自身で考え行動する習慣として残っており、ヨーロッパの国々ではコミューン（一つの共同体として考えた市や町のあり方）として地方自治を尊重する政治形態として根づいています。

ですから、国によって多少の違いはありますが、自分たちの生活に関わる政治や経済、医療、社会福祉に対する関心が高く、社会的な問題への参加意欲が旺盛です。選挙の投票率も日本のように低くなく、一家団欒《だんらん》の夕食の時間にはその日の個人にあった出来事だけでなく、政治、経済の問題が話し合われることも多いといいます。今の生活をどうしたいのか、そのためには何をしなければならないか、自身の権利と責任の問題を話し合おうとする意識が育ち浸透しています。自分勝手な自由ばかり主張しても、理想とする共生は成立しません。自分たちらしい自由な生活を実現するために、責任ある考え方や行動を義務として意識の中に刻み込む意識が育てられています。そして、この意識が地方自治の権限となり、コミューンに汲み上げられ、政治や経済に反映されやすいいわゆるボトムアップのシステムをつくり上げていくのです。

私たち日本ではどうでしょう。このような自己決定の意思を尊重し、現場から上部へ、あるいは地方から中央へと意見を反映する政治システムがあるでしょうか。自ら考え行動する、あるいはそうしなければ生きていけない歴史的背景が薄く、島国の中で保守的精神が育ちやすい状況が続いてきました。濠に水を張った城が守りやすいのに似ています。そのため、いったん形づくられた中央封建制度がそのまま根づきやすく、トップダウンのシステムが日本民族の生活に浸透し、「こんなもんだ」と慣れています。自分たちの意識を考える機会が少なく、同じことを繰り返しています。指導者となる人間も、必要以上の危険を冒してまで先陣を切る判断をしなくなります。結果的に、地域は自己決定権を持たされないため政治に対して無力感が強く、選挙の投票率も上がりません。政治家がらみの収賄事件など、政治に対する不信感もこれに拍車をかけています。

このような過程で、集団で行動する、集団で考え感じることが習慣となり、私たちの国民性となってきました。そのため他民族に比べ、皆と同じことをすることに価値や喜び、安心や存在感をより感じやすくなっています。これは日本民族の特徴ですが、肯定的に捉えれば団結力や和の精神として情緒的心理で表わされ、近年の歴史の中で日本経済の成長や、それを支える人材教育のあり方に象徴されます。また災害時の対応にも反映されています。２００５年の夏にアメリカを襲ったハリケーン・カトリーナによる災害時、被災地は略奪や暴行が横行し無法地帯となったことは記憶に新しいところです。日本の場合、日頃の台風などの自然災害でそのつど公然と略奪行為が起こるなどということはあり得ませんし、あの大災害となった阪神淡路大震災においてさえ、被災者の行動が整然とし、暴動や略奪が見られず、治安が保たれた点などを海外のメディアも驚きをもって伝えたといいます。

私たちの日常で見てみると、盆と正月、ゴールデンウィークの民族大移動など、異端行為の恥の文化があります。あれほど、混雑して疲れるだけだと分かっているのに、みんなで一斉に休暇をとり、その状況に納得しています。日曜日に休まないとなんだか休んだ気になれません。ほかの子供と違うことをすると、恥ずかしいからやめなさいと叱られます。解釈を変えると、正月やお盆などの年中行事への参加は、日本人の宗教心のあらわれであるとした意見もありますが、その行為のパターンは年中行事にとどまりません。これらの特徴は、島国民族日本人の深層心理にとくに強く根づいた、集団と異なる行為（異端的行為）に対する不安と、集団で行動することにある安心感や幸福感が成せるものではないでしょうか。

また画一性や集団行動は、ルールにみるメリット、デメリットに似たところがあります。つまり、他とは異なった行動をとることは不安となり、社会的制裁もあるかもしれないので行動に抑制がかかります。そのため、勝手な行動が少なくなり、集団としての秩序が保たれやすくなります。その一方で、みんなと同じことをしていれば、自分だけうるさく中傷されることもなく、それ以上の負担を感じずにすみます。このように、画一性や集団行動に安心感や幸せを見出す意識や生活様式の中で、私たちは育ってきました。

　私たちの意識が、集団の集まりである今の日本をあらわしているとすれば、その日本の姿は第三者の目にどのように映っているでしょう。よく言われる言葉を引用すると、「経済は一流だが、そのほかは……」、あるいは「勤勉なエコノミックアニマル」。経済的豊かさを追い求めてきた結果としては、一つの成功を得たとして戦後の復興をたたえられはしますが、今や世界経済は頭打ちです。右肩上がりの成長はありません。経済発展の目標を失い、行き場を失った集団がそのままでは、どうなるのでしょう。例えが悪いかもしれませんが、この状況は小魚の群れを想像してしまいます。

　鰯《いわし》の大群は大きく群れを成し、非常に大きな魚影を形づくります。大海の中での一匹は小さくとも集まればそれなりに迫力があります。エサが豊富で状況に変化がなく悠々とした魚影をもって整然と泳いでいる群れは、それなりに平和でしょう。しかし、状況は常に余裕のある回遊とはいきません。とくに大きな魚や鮫《さめ》などに襲われたりすると、その集団には整然とした秩序はなくなります。危機的状況に陥った鰯の群れはしかし、群れを解散しません。魚数を減らしながらも、群れることを続けます。そして、その状態がさらに続くとどうなるか。群れは襲われる敵に、逆に群がります。つまり、襲われ続けるくらいならコバンザメのようにくっついていた方が安全というわけです。

鮫が何もせずについて来るままやり過ごすならまだしも、その状態が長く続くでしょうか。それに、この状況をいつまでも続けてもそれ以上の好転は何も起こりません。この場合、日本にとって鮫は当然、アメリカということになります。群れることは必要に迫られた結果としてのしかるべき姿ですし、その方が何かと有利です。問題は、そこに主体性があるかないかという点です。主体性は自己獲得であり、自己実現につながります。私たちが存在する意味を与えてくれます。つまり、納得できる生き方につながります。しっかりとした自分たちの責任ある独自性を育てることで存在感が増し、鰯を鮪《まぐろ》にかえ鯨《くじら》にもしていくこともできます。

これからますます多様化を呈する社会においては、日本人らしい協調性を重んじる精神とともに独善的とならない責任ある主体性を持った人格を、家庭においても社会においても育てていこうとする姿勢が重要となってきます。

5　感謝を忘れた日本人

前述のように、私たちの生活は死と縁遠くなってきました。長生きするのが当たり前で、70歳ぐらいで亡くなろうものなら「まだ若かったのにねえ」と惜しまれます。一昔前までは非常に珍しかった、90歳でシャキッと一人暮らしをする方が大勢おられます。この高齢化社会では自宅で最期を迎える方はごく少なく、ほとんどの方は病院で亡くなられます。死に直面することに慣れてない世代の家族に、「おばあちゃんの死期が近いから、最期ぐらいは本人の希望であった自宅で看取ってあげては」と病院でお話ししても、「何かあったら不安だから」といって受け入れてくれません。「不安も何も、あなたが死ぬのではなく本人が死ぬのだから、その人の人生として考えて欲しい」と言っても、分かってもらえません。死ぬことが分かっていても、生活の中での死に対する覚悟や意識が育っていないのです。

普段ないことに不安を覚えるのは当然のことですが、死を意識する習慣は、生きることのありがたさや素晴らしさを気づかせてくれるよい機会をもたらしてくれます。そのことを考えると、私たちの日常生活において死に対する意識教育に取り組んでいくべきなのですが、生活の中で死はタブー視され続けています。死に触れ、意識し考えることは、生を考えることと同じです。そして同時に、生は死を考えることで輝きを増し（意義を大きく認識され）、生きることへの喜びとなります。必然的に、生きる喜びは生きてて良かったと生きる感謝につながります。そして生きることの意味を考えさせてくれます。

外界からの多様な情報があふれ、自分の生きている意味や実感を忘れがちな現代社会にあって、生きることのありがたさを実感することは大変重要です。生きて当然ではなく、毎日の食やきれいな空気や水があって初めて生きることができることの認識、それは一人では生きていくことができないことを気づかせてくれ、それを育んでくれる自然や他人への感謝へと変わっていきます。

さらに、生きる意味をより深く考えると、人間関係に支えられている自分に気づきます。まず、自分という個体が存在することを喜び、自然からの恵みで生かされていくという意識、人間関係の中で他人に世話になり生きていけることへの感謝。生きているのではなく、生かされているという感覚が認識できるでしょう。

今の時点だけの問題でなく、生命の歴史を考えてみても自分という希少な存在に驚き、感謝が湧きます。具体的には30数億年に及ぶ生命の継承の末、今の存在があるという事実。そして人類の歴史はホモサピエンスが20万年前、アウストラロピテクスが350〜400万年前、サルの祖先と分かれて二足歩行を始めたのが700万年もの昔に始まるといわれます。この気の遠くなるような時間の流れの結果に自分という存在があるのです。たった1000年の人類の歴史だけをとってみても、どれほどの数の祖先があって自分という生を受けるに至ったかお分かりでしょうか。一人の人間をこの世に生みあげるには、両親という二人の人間が必要ですから、単純に計算（平均約25年で次の世代が誕生すると）しても2兆人以上もの祖先がいたということになります。これほど膨大な人間の関わりが必要であり、しかもその祖先の誰一人違った存在であっても自分という個体にはたどり着かない事実があるのです。結果的なものであるといえばそれまでですが、受け継がれた生が自分であり、今を感じることのできる意識が自分という形でここにあると思えば、誰しも唯一無二の自分に生を受けた喜びや尊さを感じざるを得ないのではないでしょうか。

家庭でも学校でも一般社会でも、生きることに感謝し生かされている自分を感じる機会が多くなれば、それは自然な形で他人への感謝となり、尊厳となり、行為に変わります。自然の恵みに感謝し、自分を支えてくれる人間関係のありがたさや、他人への感謝の気持ちが湧いてきます。死を考えることは、こころの豊かな人格を形成し、こころのあり方を大切にする社会へと導いてくれるのです。人間関係はこころのつながりであり、豊かな高齢化社会の基礎となるのですから。

6　プロ意識

私たち労働者は、労働の報酬として賃金を受け取ります。つまり、アマチュアではなくプロフェッショナルであるということです。それでは、プロの仕事をなせる要素にどんなものがあるのでしょう。

一般的には、技術、知識、経験、判断力、体力、気力、人間性などであり、職種や立場の違いでより必要とされる部分が若干異なりますが、経時的には各々の要素を網羅的に求められることが多いと思われます（図30）。プロになるためには、それなりの研修や修練が必要です。そのために学校や研修システムでの教習が行われます。ただ、ここで日本の教育システムには、こころの教育や徳育などにつながる精神面に関する形而上学的教育や意識教育が欠けているため、育ってきた人間に見識の欠けた人間が多くなっているような

図30　プロフェッショナルの要素

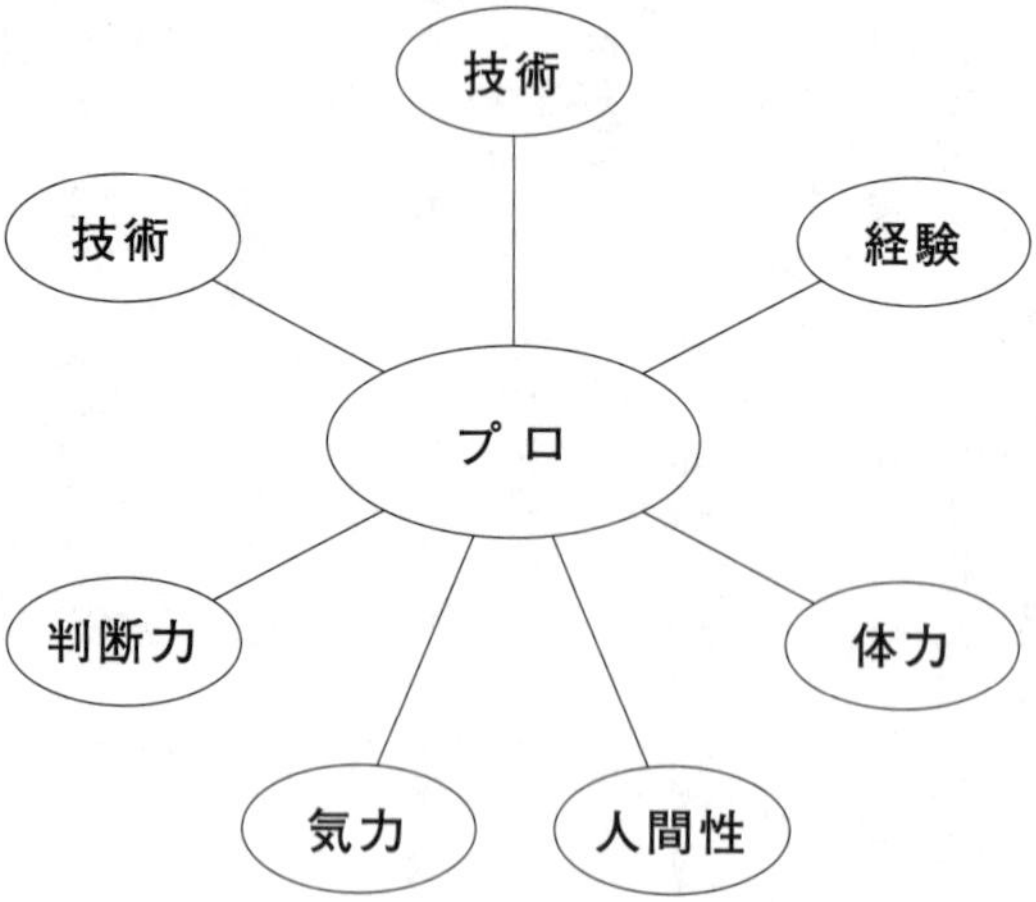

印象を持つのは私だけでしょうか。社会のやらされシステムの中でスポイルされ、特別な信念を持たずに働いているように見えてしまいます。

物事を成し遂げるときに完璧にできればそれでいいのですが、たいていはそうはいきません。先に述べた仕事の要素を考えてみても技術、知識、経験とも完璧で、非の打ちどころがない仕事人はそうはいません。であるなら、みんなはどうやって働いているのか。プロとしての仕事をいかにこなしているのか。この足らざるを知って補う要素。それこそが、こころの働きではないでしょうか。身体能力だけでは及ばない部分を補うのは、その人のこころ次第なのです。

時間通りに仕事に来ても思うようにできるまで時間がかかる。だから迷惑をかけないようにと配慮し、人より早く来て準備する。チームケアとしての取り組みの中で、新人は知識も技術もない、だからそのぶん先輩よりも多く活動し体力でカバーする。あるいは、休みの間も出てきて仕事に少しでも慣れる。皆さんもお分かりのように、仕事ができるできないは、その人の知能や経験から始まるわけではありません。いかなる信念や意識を持って、仕事に取り組もうとするかです。それさえしっかりしていれば、技術や経験はついてきますし、その時点で足りないものがあっても何らかの形でそれをカバーできます。

現場のスタッフ同士の問題のみでなく、報酬に対する考え方も同じです。昨日まで学校に授業料を納めていた学生が、年度が替わって4月1日に就職すると、授業料としてお金を納めるどころか、いきなり給料をもらえるのです。このことに何の不思議も感じず働ける人間は、できる仕事人にはなりません。技術も経験も実際に役立つ知識も何もない人間が、雇われたからといっていきなり報酬を受け取るのはあまりにも不自然です。しかし、事業主は報酬を与えます。そこには、事業主が従業員に対して報酬を支払うだけの労働をしてくれるだろうという信頼を委ねているわけですが、意識の低いスタッフの場合はそのことを認識するに至りません。

新人が報酬を受け取るプロとしての仕事の要素は、経験や技術ではありません、プロ意識としての人間関係を含めた仕事に対するこころがまえと、ベテランよりも勝る体力です。これ以外には何も持っていないわけですから、そのことを理解していないと新人は用をなしません。先輩よりも長い時間動き、よく働き、仕事の本質を理解し、熱意のある人格を持ち続けることが大切なのです。以前、まだまだ研修中で右も左も分かっていない某医師が、平素教えを請うている経験ある先輩医師に言い放った暴言を思い出します。「どうして、先生と同じように休んだり、出張したりしたらダメなんですか。おかしいと思います、同じ医者なのに！」。自分の身の丈も知らず、権利ばかり主張して義務を忘れた独断的人格は、自由を謳歌した現代教育の負の遺産ですが、あきれて物も言えません。

7　仕事が苦痛とならないために

仕事に関して、世には「趣味と実益を兼ねてできるなんて、こんな嬉しい仕事はありません。本当に恵まれていると思います」という人がいれば、「仕事に行くのが苦痛でたまらない。給料をもらわないといけないから仕方ないけど、できれば行きたくない。休みの日が待ち遠しい」という人もいたり、さまざまです。日本人は欧米人に比べ、一昔前までは仕事を苦痛と思わない価値観を持っており、エコノミックアニマルと揶揄《やゆ》されることもしばしばでした。その後、時代の変遷に伴って価値観は多様化し、仕事のイメージは欧米に近づき、労働は苦痛で必要悪だとする思いが強くなっています。

仕事が苦痛となるのは、なぜでしょう。一つは、目的に対する行為の違いにあります。前述したように、行為には自己充足的行為と手段的行為があり、仕事といえばその行為がある目的を達成するための手段となっている手段的行為がもっぱらとなっています。もっとも、自己充足的行為としてプロ野球選手やプロ歌手のように自分のしたいことをし、しかも即時的に評価を受け満足感を得られる仕事もありますが、一般的ではありません。なかなか趣味と実益は一致せず、労力を切り売りし、そのかわりに給料という報酬を受け取る手段としての仕事がほとんどです。このため日々の労働を我慢して行わなければならず、欲求を満たすことができません。精神的にも肉体的にも自己を抑制し、ストレスが溜まりやすくなります。

計画を立て、それを実行し、結果が出れば計画通りかチェックし、できてなければ反省し、原因を考え、対策を立てて次に生かしていきます。目的が達成されたときには達成感や充実感がありますが、到達までは相当な忍耐力が必要なこともよくあります。このように、行為のプロセスにおいて心身の耐久性を求められるのが仕事です。

仕事が苦痛となるのは、このような行為の違いの他に、そのやりがいの有無の問題もあります。人間は自分の存在を証明すること、いかなるものであるかを証拠として残す（記憶する）ことで安心し、そこに喜びを感じます。自己の存在が証明されるものに喜びや安心を感じるようにできている「こころ」というものがあるからこそ、その働きで命を支えてきたのです。懐かしさが心地よく感じられることなどは、その一つのあらわれです。

また、自己実現とよくいいますが、これを「結果を伴った行為を通して自分らしさを残すこと」と考えれば、それは「自分らしい存在の証明」といえます。これは生きがいと重なってきますが、仕事はこの自己実現が感じられにくい要素を持っています。

たとえば朝勤務を始めると、その内容は自分で決めることができません。何時にこれをして次にこれを何時までに済ませてと、片付けなければならない内容が初めから決められています。当然、その職種以外のことをしてもいけません。また、勤務部署も自分では決められません。これも社会や会社という組織の中で働いているのですから役割分担があり、当然です。そのうえ、自分がいなくなっても誰か代理がいて、機械の部品や歯車に例えられたりします。

このほか、工場労働者や農業であれば生産者なのに生産したものは自分のものでなかったり、あるいは自分の労力であるのにその労力は賃金と引き換えにしているため自分のものでなかったり、企業では出世のために他人より成績を上げなければいけなかったりというように、日々の仕事の内容には、労働者自身が主体的に目標を掲げ、自身でやりたいこと、やりたくないことを選びながら、したいことだけして働ける要素は極めて少なく、何事も社会や組織の中で決められたことを受動的にこなしていかねばならないことが多いのです。

ですから、労働には、主体性を持って生きることで可能となる自分の目指す自己実現（やりがい、生きがい）の達成が困難となる状況が多く含まれるといえます。そして、結果的にこの枠にはめられた既存の行為が続くと、自分から意欲を持って働く積極性が奪われ、受動的な生き方へと傾いていきます。

以上のように、仕事には苦痛を伴うことが多いわけですが、この苦痛やストレスを少しでも軽減する方法はないでしょうか。それには、その仕事に対する信念がどこまで就労前に備わっているかが大きいように思います。たとえば、子供のときから親の仕事を見て聞いて体験し、体で実感した子供はその記憶が高等感情として育って残るので、その人の生き方（命の質）を決めてくれます。記憶（情報）がこころに残る、あるいはこころを動かすのは、コミュニケーションと経験を伴っているかどうかで決まります。それは頭に断片的に残った単なる記憶ではありません。こころを動かしてくれる、より明確なこころのあり方、信念であり意思です。このようなプロセスは、一昔前に見られた人と人とのコミュニケーションに時間の割ける時代にはあまり問題がありませんでした。ところが、現代のような情報化社会では、外界の情報が多すぎて、記憶することはできても体験を伴っていないためこころに届かず、行動に移すに至りません。仕事に信念を持って取り組めるか否かは、その人の人生にとっての幸せを決めるとともに、社会的な損失となるかどうかにもつながってきます。

たとえば、自身がその気がないのに周りの人に勧められて、あるいは周りの人がその職種を選ぶからという理由で就職したとしても、結局、精神的耐久力に欠けるためその仕事を辞め、他人に迷惑をかけるだけで終わることが往々にして見られます。こうなると、当初に要した研修費用や時間は無駄となり（もちろん、なかには経験をプラスに生かし次に役立てるという姿勢の方もいますが……）、そして失業となれば、失業保険をもらい、社会的負担も増えます。このような就労に対する信念の有無は、フリーターやニートが社会問題となっている現状に反映されています。

こころの持ちようは信念の問題だけではありません。役割分担のある今の社会では、その役割を果たせばいいのですが、完璧に仕事をこなせる人はそれほどいません。一方、人間は不安材料に対して敏感です。それは存在の証明から来るこころの安心との裏返しです。そのため足りないことや駄目なことに対してそれを克服し、不安材料をなくそうとします。私たちの仕事でいえば、ミスをなくすということになりますが、この過程は自己否定につながる機会を多くさせます。ミスをしたのは誰で、原因は何なのか。どうしてミスをしたのかと問われます。それは褒められていることではありません。責められていることなのです。不安材料を取り去るために、自己否定につながる責任追及が繰り返し行われます。そんな現場に忍耐力の落ちた人間がいるとすれば、その人間は前向きに仕事をこなすことができるでしょうか。理由は何であれ、人は責められれば嫌悪感が湧き、褒められれば嬉しいのです。

一方、どんな状況であれ、過去を追及しても未来は来ないのです。過去に生きても、未来はありません。その未来の行為を起こすのはまぎれもなくこころであり、やろうとする気持ち、意欲です。ですから、責任追及ばかりでなく、こころを支える職場のあり方が重要であることを認識しなければなりません。

いつもダメなところばかり見る習慣を払拭し、ミスを克服し、問題解決への原動力を生むために、**責める職場から褒める職場へ**と変えていきましょう。そしてお互いを認め合い、この雰囲気を**主体的な職場づくり**に役立てましょう。このためには、管理者が理念的にも経営的にも組織の方向性を明示し、説明責任を果たすことで、職員が希望ある職場を理解し納得し、こころを動かしてもらうことがまず一歩です。現場では、受動的な仕事に少しでも主体的な要素のある環境づくりができれば、職場が違ってくるかもしれません。

たとえば、職員のニーズを就労条件や経営方針に反映するための現場スタッフのヒアリングを行い、そのことを経営方針に反映させたり、質問や要望に対して現場が納得できる説明をできる限りしていくのは一つの手段でしょう。職員同士でロールプレイや被患者体験を積極的に行い、それに対しての現場内での話し合いの中で自分たちのケアを見つめなおすのもいいかもしれません。人に指摘されたり教えられたりする受動的な作業よりも、主体性を持たされた労働の方が断然やりがいがあるものです。こうした過程で得られたモチベーションによってもたらされた経営面での目標達成が職員に還元されれば、なお充足感が得られ、士気は高まることでしょう。いずれも責任ある主体性とそれを生かす組織の体制、およびコミュニケーションの取れる人間関係が必要です。

芸術家や音楽家は、表現するものが評価されれば己のなしたもの、己の存在を証明するもの（対象化）として自覚することができますが、一般労働者はそんな機会に恵まれません。皆さんの職場はどうでしょう。各種対策委員会や会議で問題点ばかり話し合っていませんか。問題をいかに解決するかばかりが先行していませんか。

これからの高齢化社会、近未来社会ではますます社会問題や社会不安が増えてきます。その課題は私たちの存在をたたえたり、安心や幸せをもたらすものではありません。ストレスにつながるものばかりです。本当に、いい加減にして欲しいものです。確かに問題解決は必要です。しかし、それ以上に大切なのは、これから始めようとする姿勢であり、こころです。ですから、問題を見つけるだけでなく、私たちを否定するばかりでなく、私たちを肯定する、こころを支えてくれるものを持ちたいものです。できてないことばかりでなく、お互いに評価し良いところを見て褒めようとすることで、存在の価値を認め合い自己肯定につなげることができるはずです。

「そんなに簡単に他人を褒めることはできない」と思われる方は、日常生活の中の精神的要素を意識してください。肩肘張ってどうしたらいいかと考えるのではなく、生活の中で感じる要素（生活感）を大切にするだけでも違います。朝、職場にきたら適当に挨拶するだけでなく、目を見て一言、相手に気持ちを伝えましょう。「顔色いいね」「髪形がいいね」「元気そうだね」「よく頑張ってるねえ」「仕事できるねえ」「しんどいけど一緒にやろう」。そういう言葉が自然と出る職場、これだけでもどんなにこころが救われることでしょう。

こころのあり方はトラブルの対処にも違いを生じます。一つの問題が生じると、それはどこの部署の、あるいは誰それの責任が……と考えがちです。誰でも自分を否定されるのは嫌ですから、自分に甘く、他人に厳しくなりやすいものです。ところが問題が生じるのは、皆さんもご承知の通り、さまざまな要素を含んでいることが多いのです。

たとえば高齢者ケアで、スタッフがある高齢の方を転倒させてしまったとします。当然、担当者は責任追及され始末書を書かねばなりません。しかし、そこには同じ勤務時間帯における同僚のサポートの問題や、その患者に対するケアチームとしての知識や意識の問題、病棟スタッフが取り組むベッド周りの整備や患者の部屋割りの問題、病院が取り組むべき人員配置、ハード整備にかけるコストや職員教育の問題など、さまざまな原因となり得る側面があるのを忘れてはいけません。このことはあらゆる問題の発生に共通しています。一つの問題は一個人の問題ではないのです。

ここで重要なことは、これからの私たちには何が最も重要であるかを常に認識して物事に臨むことです。トラブルが生じたとき、たいていの問題は実際には解決できるはずです。ところが、そのことで当事者同士のこころの傷やストレスとなってしまうと長らく引きずってしまい、場合によっては解決できない溝をつくってしまいます。人間関係にこころの溝（理解できても納得できない人間関係）ができると、常にそのことがストレスとなり続けます。自分で自分の問題点を考えることは、他人に自分の問題点を指摘されることと比較すると、こころのダメージは少なくてすみます。逆に、同じことでも他人に言われると腹が立ちます。ですから、ある問題が生じたときには、スタッフが「これは全員の問題である」という意識を持ちつつ話し合うことが肝要です。

同じようなことですが、組織は部門に分かれています。トラブルが起こった時、そのつど「私の部署はやってます」「私はそんなミスはしてません」と同じような弁明を繰り返すのであれば、問題解決の意識に欠けているといわざるを得ません。その部署は部署である前に全体の一部であり、その個人はその部署の人間である前に全体の組織の一員なのです。どの部署が正しくて、どの部署が正しくないかといった意識を持つのではなくて、組織全体の問題としていかに解決するかが大切です。常に、個人の問題は全体と、全体の問題は個人とつながりがあるのです。私事中心の狭い世界観から抜け出せない組織は、その場しのぎに問題を解決しても、またどこかで同じことを繰り返し、進歩がありません。ミスをした人としない人といった対極的な構造の中で考えても、本質的な問題解決はできません。

社会問題でいえば年金問題がよい例でしょう。いまの新聞紙上やニュースに見るような、誰が受益者で誰が負担者かという対立意識をあおっても、負担者側の不利益をこうむる意識しか生まれず、解決の糸口はありません。話は平行線です。そうではなく、すべての人間が負担者であり、すべての人間が受益者であるという共通の意識を持ち、それを根づかせる信頼された社会的枠組みづくりが必要なのです。

職場であれ社会の中であれ、具体的な事例に触れるたびに、私たちはこれからより本質的な意識のあり方を私たち自身に問いかけ、個人ではなく全体の中の一員として考える習慣の中で、日本人らしい意識を育てていかなければならないのではないでしょうか。

8　職場の体制に求めるもの

こころを育てることができる組織は成長します。人間はやろうとする意欲がなければ何もできず、逆にやる気さえあれば大抵のことはできるようにできています。巨大建築物の建造、スペースシャトルによる宇宙飛行、身近なところでいうと公文塾《くもん》の成功や、カルロス・ゴーン氏の日産自動車再生はその好例といえるでしょう。そして何よりも、人間が目標を立て、その目標を解決してきた結果、今の高度文明化社会をつくるに至った経緯がそれを証明しています。「為せば成る、為さねば成らぬ何事も、成らぬは人の為さぬなりけり」という米沢藩主上杉鷹山の歌は、人間はその行いや存在を支えるこころを持っている生きものだということを言い表わしているのです。

しかし、ここで何でもやる気一つでできると言い切るのは、私たち一般の人間にはちょっと偽善に聞こえます。実際は、常に初心や目標を全うするのは困難なことが多いのが事実です。私たちの職場でも社会でも、自分たちの意識一つで変わると簡単には言い切れるほど物事は単純ではありません。いくらもがいても、困難なことがあります。ただ、この限界を少しでも引き上げることができるのもまた、こころであり、それをつなぐコミュニケーションです。

つまり、現場であるボトム側のもたらす結果（業績）は、いかにそのモチベーションをあげ仕事へ取り組ませることができるかにかかっています。そのためには指示を与えるトップ側が、ボトム側とどこまでコミュニケーションをとりその価値観や考え方を知った上で、組織に合った目標設定を考えボトムに対し指し示すことができるかが重要となります。また、このとき経過が長すぎると目標を見失いますので、ある程度決められた期間に達成目標を設定し、何を目的とし、誰のためにそれを行い、結果が出れば何が得られるのかという意思を明確に示すことが肝要です。

そしてこの過程の中でも、常にこころに意識を持った導き方が重要となるのです。「やってみせ、させてみせ、褒めてみせねば人は動かじ」と、第二次大戦中、軍神といわれた山本五十六《いそろく》の言葉にもあります。最後に人を動かすのはこころなのですから。

参考文献

Adolphs R, Tranel D Damasio H, et al：Impaired recognition of emotion in facial expressions following bilateral damage to the human amygdala. Nature 372：669-672, 1994.

Ahern GL, Schomer DL, Kleefield J, et al：Right hemisphere advantage for evaluating emotional facial expressions. Cortex 27：93-202, 1991.

阿満利麿「日本人は何故無宗教なのか」筑摩書房、東京、一九九六。

阿満利麿「人はなぜ宗教を必要とするのか」筑摩書房、東京、一九九九。

American College of Sports Medicine：ACSM's guidelines for exercise testing and prescription. 5th ed, Williams & Wilkins, Philadelphia, Penn, 1995.

安藤富士子「廃用症候群と寝たきりの予防」Medicina, 32：1348-1351, 1995.

安藤富士子、井口昭久「疾患と寝たきり」Gerontology, 9：401-409, 1997.

青　幸利「高齢者の運動ハンドブック」アメリカ国立老化研究所・東京都老人総合研究所運動機能部門著、青　幸利監修、大修館書店、東京、二〇〇二。

荒木厚「高齢者ケアのガイドライン、脱水」ジェロントロジー14：279, 2002.

Armstrong DF, Stokoe WC, Wilcox SE : Gesture and the Nature of Language. Cambridge University Press, Cambridge, 1995.

Baron-Cohen S : Mindblindness : An Essay on Autism and Theory of Mind. The MIT Press, Cambridge, 1995.

Bear DM. : Hemispheric specialization and the neurology of emotion. Arch Neurol 40 : 195-202, 1983.

Bear DM, Fedio P : Quantitative analysis of interical behabior in temporal lobe epilepsy. Arch Neurol 34 : 454-467, 1977.

Bem SL : Sex-role adaptability. J. of Personality and Clinical Psychology 31 : 634-643, 1975.

Benowitz LI, Bear DM, Rosenthal R, Mesualm MM, Zaidel E, Sperry RW : Hemispheric specialization in nonverbal communication. Cortex 19 : 5-11, 1983.

Benson DF, Barton M : Constructional disability. Cortex 6 : 19-46, 1970.

Berg HE, et al : Effects of lower limb unloading on skeletal muscle mass and function in humans. J Appl Phisiol, 70 : 1882-1885, 1991.

Blonder LX, Bowers D, Heilman KM：The role of the right hemisphere in emotional communication. Brain 114：115-127, 1991.

Bowers D, Blonder LX, Feinberg T, et al：Different impact of right and left hemisphere lesions on facial emotion and object imagery. Brain 114：2593-2609, 1991.

Cattell RB and Horn JL：Age differences in primary mental ability factors. J Gerontol：21, 210-220, 1966.

Chapman WP, Schoroeder HR, Geyer G, et al：Physiological evidence concerning importance of the amygdaloid nuclear region in the integration of circuitry function and emotion in man. Science 120：949-950, 1954.

Chugani HT, Phelps ME, Mazziotta Jc, et al：Positron emission tomography study of human brain functional development. Ann Neurol 22：487-497, 1987.

Convertino VA, et al：Cardiovascular responses to exercise in middle-aged man after 10 days of bed rest. Circulation, 651：134-140, 1982.

Davis M：The role of the amygdala in fear-potentiated startle：implications for animal models of anxiety. Trend Pharmacol. Sci 13：35-41, 1992.

Deitrick JE, et al：Effect of immobilization upon various metabolic and physiologic functions of normal men. Am J Med, 4：3-36, 1984.

Dekaban AS, Sadowsky D：Changes in brain weights during the span of human life：Relation of brain weights to body heights and body weights. Ann Neurol 4：345, 1978.

Dekosky ST, Heilman KM, Bowers D, Valenstein E：Recognition and discrimination of emotional faces and pictures. Brain Lang 9：206-214, 1980.

Etcoff NL：Perceptual and conceptual organization of facial emotions：hemispheric differences. Brain Cog 3：385-412, 1984.

江藤文夫「過度の安静による合併症の障害学」医学のあゆみ116：416-422, 1981.

江藤文夫「脳卒中後抑うつ状態とリハビリテーション」臨床医26：2335-2338, 2000.

Flor-Henry P：Schizophrenic like reaction and affective associated with temporal lobe epilepsy-etiological factor. Am J Psychiatry 126：148-152, 1969.

Flor-Henry P：On certain aspects of the localization of the cerebral systems regulating and determining emotion. Briol Psychiatry 14 : 677-698, 1979.

Frolkis VV, Bezrukov VV : Aging of the central nervous system. S.Karger, Basel, 1979.

Gainnoti G : Emotional behavior and hemispheric side of the lesion. Cortex 8 : 41-45, 1972.

Greenleaf JE : Physiological responses to prolonged bed rest and fluid immersion in humans. J Appl Physiol 57 : 619-633, 1984.

肺血栓塞栓症／深部静脈血栓症（静脈血栓塞栓症）予防ガイドライン作成委員会「肺血栓塞栓症／深部静脈血栓症（静脈血栓塞栓症）予防ガイドライン」メディカルフロントインターナショナルリミテッド、東京、二〇〇四。

濱田秀伯「神経症候学」弘文堂、東京、一九九四。

畑澤順　上村和夫「老人に伴う脳循環代謝の変化」老年精神医学雑誌5：9-14, 1994.

Heath RG, Monroe RR, Mickle WA : Stimulation of the amygdaloid nucleus in a schizophrenic patient. Am J Psychiat 111 : 862-863, 1955.

日戸浩之、塩崎潤一「続・変わりゆく日本人」野村総合研究所、東京、二〇〇一。

Hirschberg GG, Lewis L, Thomas D：Rehabilitation：a manual for the care of the disabled and elderly. Lippincott Co, Philadelphia, 1964.
Hornak J, Rolls ET, Wade D：Face and voice expression identification in patients with emotional and behavioural changes following ventral frontal lobe damage. Neuropsychologia 34：247-261, 1996.
藤原恒樹「体内水分量」日老医誌2：137. 一九六五。
藤原佳典、渡辺修一郎、熊谷修、吉田祐子 他「地域高齢者における老研式活動能力指標の三下位尺度の縦断的変化」日本公衆衛生学会雑誌47：689. 二〇〇〇。
Hung J, et al：Mechanisms for decreased exercise capacity after bed rest in normal middle-aged men. Am J Cardiol, 15：344-348, 1983.
池上晴夫「運動処方」8-15, 朝倉書店、東京、一九八二。
入來正躬「個体の老化」臨床栄養、77：169-175. 一九九〇。
石合純夫「高次脳機能障害学」医歯薬出版株式会社、東京、二〇〇三。
柄澤昭秀、川島寛司、笠原洋勇「在宅80歳老人の社会精神医学的研究」老年社会科学、4, 57-73. 一九八二。

Kimura D：Neuromotor Mechanisms in Human Communication. Oxford University Press, Oxford, 1993.

Kolb B, Taylor L：Affective behavior in patients with localized cortical excisions：role of lesion site and side. Science 214：89-91, 1981.

近藤克則、太田正「脳卒中早期リハビリテーション患者の下肢筋断面積の経時的変化―廃用性筋萎縮と回復過程」リハ医学34：129-133. 一九九七。

厚生省「国民の福祉の動向」厚生の指標、43：一九九六。

厚生省「厚生白書平成8年版」ぎょうせい：116-123. 一九九六。

厚生省「国民衛生の動向」厚生の指標、48：77-78. 二〇〇一。

久保田競「脳を探検する」講談社、東京、一九九八。

Lawton MP：Assessing the competence of older people. In Research planning and action for the elderly：Power and potential of social science, ed by Kent DP et al., 122-143, 1972.

Leenders KL, Perani D, Lammertsma AA, Heather JD, et al：Cerebral blood flow, blood volume and oxygen utilization：normal values and effect of age. Brain 113：

27-47, 1990.
Ley RG, Bryden MP：Hemispheric differences in processing emotions and faces. Brain Lang 7：127-138, 1979.
Liberman AM, Mattingly IG：The motor theory of speech perception revised. Cognition, 21：1-36, 1985.
Martin WRW, Palmer MR, Colebatch JG, Frackowiak RSJ, et al：Decrease in regional cerebral blood flow with normal aging. J Cereb Blood Flow Metab, 11：684-689, 1991.
松村道一「ニューロサイエンス入門」サイエンス社、東京、一九九五。
Miller AKH, et al：Variations with age in the volume of grey and white matter in the cerebral hemisphere of man：Measurements with an image analyser. Neuropathol Appl Neurobiol 6：119, 1980.
水谷俊雄「形態学的に見た神経系の老化、脳―マクロの面から」Clin Neurosci, 11：957-960. 一九九三。
Müller EA：Influence of training and of inactivity on muscle strength. Arch Phys Med

Rehabili, 51：449-462, 1970.

中祐一郎「痴呆性高齢者と住宅のあり方」老年精神医学雑誌、10：530-536. 一九九九。

室伏君士「痴呆老人の理解とケア」金剛出版、東京、一九八五。

Nagasaki H, Itoh H, Furuna T：The structure underlying physical performance measures for older adults in the community. Aging Clin Exp Res, 7：451-458, 1995.

Neugarten BL and Gutmann D：Age-sex roles and personality in middle age. In Middle Age and Aging, ed. by Neugarten BL, Univ. Chicago Press, 1968.

NHK放送文化研究所（編）「現代日本人の意識構造」NHKブックス、東京、二〇〇〇。

NHK取材班（編）「NHK驚異の小宇宙　人体Ⅱ〈脳と心〉」日本放送協会、東京、一九九三。

NHK「地球大進化」プロジェクト（編）「地球大進化　46億年・人類への旅」日本放送出版協会、東京、二〇〇四。

日本経済新聞社（編）「教育を問う」日本経済新聞社、東京、二〇〇一。

日本老年精神医学会（編）「老年精神医学講座：総論」ワールドプランニング、東京、二〇〇四。

二木宏明「脳と心理学」朝倉書店、東京、一九八四。

大島清「情動と性欲」Clin Neurosci, 13：1048-1050. 一九九五。

Orrin Devinsky：BEHAVIORAL NEUROLOGY：100 MAXIMS, ARNOLD, 1992.

ポール・D・マクリーン（法橋登編訳）「三つの脳の進化」工作舎、東京、一九九四。

Pearlson GD, Robinson RG：Suction lesions of the frontal cerebral cortex in the rat induce asymmetrical behavioral and cathecholaminergic responses. Brain Research 218：233-242, 1981.

Premack D, Woodruff G：Does the chimpanzee have a theory of mind? Behav. Brain Sci. 4：515-526, 1978.

Richard S, Livson F, et al：Aging and Personality. John Wiley, 1962.

Robinson RG, Coyle JT：The differential effect of right versus left hemisphere cerebral infarction on cathecholamine and behavior in the rat. Brain Research 218：233-242, 1981.

Robinson RG, Kubos KL, Starr LB, Rao K, Rrice TR：Mood disorders in stroke patients：importance of location of lesion. Brain 107：81-93, 1984.

Ross ED : The aprosodias : functional-anatomic organization of the affective components of language in the right hemisphere. Arch Neurol 38 : 561-569, 1981.

Ross ED : Modulation of affect and nonverbal communication by the right hemisphere. In Principles of Behavioral Neurology, ed. by Mesulam M-M, Philadelphia : FA Davis Company, 239-257, 1985.

Ross ED, Mesulam M-M. : Dominant language functions of the right hemisphere? Prosody and emotional gesturing. Arch Neurol 36 : 144-148, 1979.

Rowe JW, Kahn RL : Human aging : usual and successful. Science, 237 : 143-149, 1987.

Sackeim HA, Gur RC : Lateral asymmetry in intensity of emotional expression. Neuropsychologia 16 : 473-481, 1978.

西条寿夫、小野武年「情動を司る脳」Clin Neurosci, 13 : 1025-1029. 一九九五。

Saltin B, et al : Response to exercise after bed rest and training. Circulation, 38 : 1-78, 1968.

Sandor T, et al : Symmetrical and asymmetrical changes in brain tissue with age as

measured on CT scans. Neurobiol Aging 11：21, 1990.
澤田　享、武藤孝司、田中宏暁「身体活動と癌に関する疫学研究」日本臨床、58：320-324. 二〇〇〇。
新福尚武「老化と感情」臨床精神医学、20：5-11. 一九九一。
清水信「老人の心理生活」老年精神医学、1：54-62. 一九八四。
Schaie KW：Intelligence and problem solving. In Handbook of mental health and aging, ed. by Birren JE, Schaie KW, Prentice-Hall, Englewood Cliffs, N.J., 1980.
Schwartz GE, Davidson RJ, Maer F：Right Hemisphere lateralization for emotion in the human brain-interaction with cognition. Science 190：286-288, 1975.
Shephard RJ, Shek PN：Associations between physical activity and susceptibility to cancer；Posible mechanisms. Sports Med, 26：293-315, 1998.
新開省二、青　幸利「高齢者と身体活動」日本臨床、58：302-306. 二〇〇〇。
Shinkai S, Watanabe S, Kumagai S, Fujiwara Y, et al：Walking speed as a good predictor for the onset of functional dependence in a Japanese rural community population. Age Ageing, 29：441-446, 2000.

須藤紀子他「高齢者疾患の予防、治療、ケア、脱水」綜合臨、48：1040．一九九九。

Suer C, Dolu N, Ozesmi C：The effect of immobilization stress on sensory gating in mice. Int J Neurosci 114：55-65, 2004.

鈴木隆雄、杉浦美穂、古名丈人、西澤　哲、他「地域高齢者の転倒発生に関連する身体的要因の分析研究：5年間の追跡研究から」日老医誌、36：472-478．一九九九。

鈴木洋児「心肺機能の廃用症候群の発現：ベッドレスト研究を中心として」総合リハ 25：333-339．一九九七。

竹内孝仁「寝たきり老人総論」看護研究、25：2-8．一九九二。

竹内孝仁「老年者のライフスタイルとねたきり」Gerontology, 6：419-423．一九九四。

Taylor HL, et al：Effect of bed rest on cardiovascular function and work performance. J Appl Physiol, 2：223-239, 1949.

鳥羽研二「寝たきりの原因解明に関する総合的機能評価の意義」平成12年度厚生省委託費研究班報告書、二〇〇一。

東京大学出版会（編）「新老年学」東京大学出版会、東京、一九九九。

朝長正徳、佐藤昭夫（編）「脳・神経系のエイジング」朝倉書店、東京、一九八九。

Turner BH, Mishkin M, Knapp M：Organization of the amygdalopetal projections from modality-specific cortical association areas in the monkey. J.Comp. Neurol. 191：515-543, 1980.

Warrington EK, James M, Kinsbourne M：Drawing disability in relation to laterality of cerebral lesion. Brain 89：53-82, 1966.

矢冨直美「老人の記憶」老年心理学（井上勝也、長嶋紀一編）、朝倉書店、一九八〇。

山鳥重「記憶の神経心理学」医学書院、東京、二〇〇二。

Yamaguchi T, Kanno I, Uemura K, Shishido F, et al：Reduction in regional cerebral metabolic rate of oxygen during human aging. Stroke, 17：1220-1228, 1986.

Zuriff EB：Auditory lateralization：Prosodic and syntactical factors. Brain Lang, 1：391-404, 1974.

安村誠司「寝たきり度ランクAの高齢者の移動能力の変化及びその身体・心理・社会的特徴」厚生省厚生科学研究費補助金長寿科学総合研究平成8年度研究報告7、リハビリテーション、看護、介護、長寿科学総合研究費中央事務局、一九九七。

あとがき

病気の治療で得られるものは、健康な体です。リハビリで得られるものは生活障害の克服です。ともに回復改善を目的とし、最終的に得られるのは精神的復権です。

日常では、お金で物を買い、安心や充足感を得ます。生活のために仕事をし、家族を養って幸せを感じます。常に繰り返される生きる世界での出来事、とどのつまり、それは結果として何が得られるのかと考えてみると、自分らしさの獲得であり、目に見える変化を通して得られた目に見えない精神性の獲得です。

そういった意味では、治療もリハビリも、日常茶飯事も雑用も、こころの形成のための手段的行為です。物を獲得することもその人らしいこころの満足を得るためであり、物の獲得自体が目的のようで、実はこころのありようを獲得することが目的なのです。物やお金をいくら持っていても、その個体は何も形骸的変化はありません。何も変わりません。私たちは形のある世界で生きてはいますが、その世界から形のない精神性を育て獲得しているのです。ですから、こころのあり方のために現実の物質世界を生きているともいえるでしょう。「こころが基本であるからこころを大切に」という分かりきった言葉は、物のあふれた今の世の中では浅薄にさえ聞こえますが、人間を捨てるのでなければ常に忘れて欲しくない生き方にある本質です。人間はこころのために生きる生きものなのです。

今回、医療や福祉の現場から見たこころと老化を中心にお話を進めてきました。参考文献はありますが、自分自身の経験や、自戒の念を込めた事柄も多く、ともすれば独断的な部分もあるかと思います。ご購読いただく方々には、この点をご容赦いただきながら、日頃の生活や仕事に際し、少しでも参考にしていただける部分がありましたら幸いです。

稿を終えるにあたり、高知大学医学部脳神経機能統御学教室教授清水惠司先生、くぼかわ病院院長川村明廣先生、同企画室小谷潤氏、医局秘書中山敦代氏、岡本睦美氏、言語聴覚士西田香利氏、理学療法士上原慶子氏、くぼかわ病院と老健アザレアのリハビリ看護介護関係職種の方々、および太陽出版の籠宮良治社長ならびに小笠原英晃氏にご指導、ご尽力をいただきました。この場をお借りして厚くお礼申し上げます。

推薦の言葉

兵庫県立総合リハビリテーションセンター顧問・名誉院長　澤村誠志

先月、カナダの友人の勧めで、仏教立国であるミャンマー（ビルマ）を訪れる機会を得ました。無数に点在する寺院、パゴダを、歩けない老人を両方から抱え、子供、孫たちも一緒に揃って熱心に礼拝する多くの家族に接しました。一千人の僧侶による托鉢と全く私語の無い中で、朝十時半に一日の食事が終わる荘厳な姿をみて、宗教の偉大さとともに、わが国における人間としての価値観、こころのあり方について彼我の差を改めて認識する機会となりました。たまたま一軒のお宅を訪問させていただきました。水道の代わりとなる井戸水と停電に対する充電器、そして蚊帳に頼る大家族の生活に接して、経済的には決して恵まれていないものの、私たち日本人が忘れかけている「こころの豊かさ」「家族の愛・絆」を改めて感じました。そして、帰国しましたら、留守中にこの齋藤誠司先生の原稿が届いておりました。

齋藤先生とは二〇〇一年にスイス、オランダの地域ケア・地域リハの視察にご一緒させていただき、各場面での先生の観察力の幅と奥行きのすごさに驚いたことが強く印象に残っています。その背景には、くぼかわ病院での脳神経外科医として日々の救命手術や診療活動に追われる一方で、介護老人保健施設アザレアの施設長を兼ねておられることがあると思います。先生が多くのご高齢の方々と接する中で、私がミャンマーで経験しましたように、物質的な豊かさに意識が傾倒しているわが国の経済優先社会のあり方に警告を投げかけておられるように思われます。

本書では、高齢者の福祉の現場を持つ脳神経外科医でないと書くことができないこころや知性のあり方を解剖学的、生理的、社会学的な立場からきわめて分かりやすく分析説明されております。そして「高齢社会における生き方」をテーマとして、精神面を中心に老化に伴う機能的・生理的変化から今後の高齢者のケアはどうあるべきかを示され、後期高齢者の入り口に入りかけている私にとりましても本書から貴重な知見を得ることができました。また、先生が訪問された北欧など海外福祉先進国との比較において、わが国の医療福祉の現場を直視され、これからの心豊かな高齢社会を築きあげるために必要な私たち自身の意識のあり方に大きな指針を示していただいたと思います。

本書は、一般の方々はもちろんですが、とくに、これから高齢者のケアやリハビリテーションに当たられるパラメディカルの方々に有意義であり、ご一読されることを推薦いたします。

推薦文

日本リハビリテーション病院・施設協会会長、
医療法人共和会小倉リハビリテーション病院院長　浜村明徳

高齢者をこれほど全人的に捉えた医学書（?）に出会ったことはない。齋藤先生とは十年ほど前からのお付き合いであるが、脳外科の専門医であり、このような思慮深い方であったのかと改めて感じ入った次第である。推薦文を書かせていただくことを光栄に思う。

氏の人生観、高齢者観が前提となっているが、日常の医療やケアの現場における「高齢者へのまなざし」に深く感銘した。人が老いて死を迎えることに、医療やリハビリテーション、ケアがどのようにかかわりを持てばいいのか、関係者の誰もが悩む本質的な事柄に果敢な挑戦をした類まれなケア原論書となっている。

最終章の「日本人の意識」に、氏の人生観が述べられているが、このような価値観が前提となって、第四章の「ケアの基本」に全てが集約されているように感じられた。「質の高いケアとは、個性や生きてきた道の歴史を知り、生き方に沿ったものでなければなりません」と述べている。私は、認知症高齢者のケアでは、「記憶は失われても人生を失ったわけではない！」と、それぞれの人生までも感じ取ろうとする姿勢が重要であることを主張してきた。同じような視点を述べておられるようで、間違っていなかったと安堵した次第である。

結局、氏の高齢者ケアは『存在を支えるケア』でなければならないということになろう。全く同感であり、生物学的に機能を支えることが医学の基本であると習ったものにとっては、これまでの実践を振り返るためのもっともふさわしい教科書になると確信する。

また、肩のこらない随筆集としての読み方も可能で、随所に感動的な文章がちりばめられている。まさしく近年出版されたことのないケア原論書であり、多くの方々の目に触れてほしい一冊である。

〈脳が語る〉
高齢者ケアのこころ

著者略歴

齋藤誠司（さいとう・せいじ）

1962年、高知県生まれ。高知大学医学部卒業。医学博士。現在、介護老人保健施設アザレア施設長。くぼかわ病院副院長、同脳神経外科医師。高知大学医学部脳神経機能統御学教室臨床助教授。

第25回高知県リハビリテーション研究大会（平成16年12月、高知県リハビリテーション研究会主催）では、「わたしたち癒していますか？　癒されていますか？」をテーマに大会長を務めるなど、各地で「こころを支える高齢者ケア」の大切さについて講演活動を行っている。

【くぼかわ病院】 TEL 0880(22)1111
http://www.inforyoma.or.jp/kubokawa-hp
E-mail azalea@mb.inforyoma.or.jp

2006年 8 月10日　第 1 刷

[著者]
齋藤誠司

[発行者]
籠宮良治

[発行所]
太陽出版

東京都文京区本郷4-1-14　〒113-0033
TEL 03(3814)0471　FAX 03(3814)2366
http://www.taiyoshuppan.net/
E-mail info@taiyoshuppan.net

装幀=田中敏雄(3B)

[印字]ガレージ [印刷]壮光舎印刷 [製本]井上製本

ISBN4-88469-468-6